NUNCA
ESTUVE
SOLA

NUNCA ESTUVE SOLA
TESTIMONIO DE MUJERES MARAVILLOSAS
EN SU LUCHA CONTRA EL CÁNCER

ELVIRA AGUILAR ANGULO

librerío

1a. edición, febrero 2022
ISBN: 9798433555945

© NUNCA ESTUVE SOLA
TESTIMONIO DE MUJERES MARAVILLOSAS
© ELVIRA AGUILAR ANGULO
© Todos los derechos reservados.
© LIBRERÍO EDITORES

FB https://facebook.com/librerio.editores
librerio.editores@gmail.com
www.librerioeditores.com.mx

Proyecto: Irael González Burgueño

ÍNDICE

Para nuestra querida amiga Minerva Marí Hadad, que hoy ilumina el universo con sus pinceles.

Y para Sugey Guarneros Cerón, la pequeña que en su corta vida tocó muchos corazones.

"El deseo de sanarse ha sido siempre la mitad de la salud".
Séneca

"Combatimos el cáncer con todo tipo de cosas, pero se nos olvida el amor. Podría ser la mejor arma de todas".
Regina Brett, escritora.

AGRADECIMIENTOS

Un domingo me encontraba en un súper muy concurrido cuando vi pasar a una mariposa que batía sus alas con una mezcla de energía y elegancia. Volaba tan presurosa, que en un parpadeo desapareció de mi campo visual. Estaba a punto de preguntarme si aquello había sido real, cuando, detrás de la estela luminosa que iba dejando ese ser, vi que caminaban serios, muy serios, o tal vez tristes, no lo sé, un hombre y un jovencito: padre e hijo. Reconocerlos me volvió a la realidad: Eran los dos javieres; esposo e hijo de Elvira Moguel, mi estimada Elvi.

Sabía algo de la experiencia de Elvi con relación al cáncer, por el periodista Javier Chávez, su marido, que compartió algunas anécdotas al respecto en su muro de Facebook. Aquellas publicaciones me habían dejado pensando que un mal diagnóstico podía haber acabado con la vida de ella: una mujer joven, madre de familia, trabajadora, alegre, dinámica, buena esposa, madre, hija, hermana y amiga.

Sabía que Elvi era una mujer muy guapa; porque había visto fotos suyas en las redes, más nunca la había visto en persona, de manera que, aquella noche, además de comprobar su evidente belleza, advertí que irradiaba algo poderoso: era una mariposa vestida con un blusón de colores amarrado en la cintura, y un pantalón de mezclilla recto y ceñido, además de zapatillas, accesorios y un turbante que hacía juego con el blusón.

Elvira Moguel, que se encontraba enfrentando una batalla con ese contrincante sorpresivo y poderoso, irradiaba vida y fortaleza. Pensé que sería interesante conocer su historia y contarla. Quería saber qué estaba haciendo esta mujer para verse tan bien y llena de energía en pleno proceso de lucha contra la más temible enfermedad. Tan temible, que muchas personas se niegan a nombrar: El cáncer.

Supuse que la experiencia de Elvira podría ser útil para otras mujeres y a sus familias.

Días después me puse a delinear el proyecto de lo que hoy es la realidad que tienes frente a ti.

Comencé por hacer una lista de mujeres que recientemente habían vencido el cáncer o estaban en vías de lograrlo: Elvira Moguel y María Elena Ramos Tescum, de Chetumal ambas; además, Minerva Marí Hadad, de Cozumel. Una vez que las contacté y aceptaron compartirme sus testimonios, las dos primeras me presentaron con otras amigas que deseaban contar su experiencia: Olivia Martínez Ortega, Marilú Bardales, La Diva; América Navarro Carvajal, y Noemí Guadalupe Pérez Sánchez.

Una noche de noviembre de 2017, nos reunimos a cenar en la casa de Olivia y platicamos con mucha calidez. Salí sintiéndome unida a ellas, hermanada, y me dije: "Son mujeres maravillosas", y lo sigo diciendo.

Más adelante, María Elena Ramos me puso en contacto con Avril Carrillo; sí, Avril con v, que había pasado por el proceso del cáncer y estaba dispuesta a recibirme en su consultorio para escuchar el proyecto del libro. Una mañana me presenté y platicamos. Ya nos conocíamos; ella había sido mi nutrióloga una temporada breve varios años atrás. Avril también se sumó al proyecto.

Con Sagrario del Socorro Cabrera Cáceres coincidí en 1986, trabajando en el Sistema Quintanarroense de Comunicación Social, el S.Q.C.S. Dejamos de vernos por muchos años, y, en 2016, coincidimos en un soñador proyecto de beneficio para Quintana Roo, y nos hicimos amigas. A Sagrario la invité a sumarse con su testimonio ya avanzado el libro, y aceptó de inmediato sin hacer muchas preguntas, solo con el afán de ayudar a otras personas.

La más pequeña de estas mujeres, pero igual de grande en fortaleza, es Ana Sugey Guarneros Cerón, a quien la vida obligó a madurar de manera prematura, y a cambio, le permitió conservar la transparencia y frescura propias de la juventud. De su caso supe por su padre, el historiador Horacio Guarneros Aragón, con quien he tenido el gusto de trabajar en algunos proyectos culturales desde hace varios años.

El testimonio de Sugey lo trabajé ya entrada la pandemia de Covid 19, de manera que nos conocimos de manera virtual. Nuestra primera charla duró más de tres horas. Desde que tuve mi primer contacto con ella advertí que era una jovencita con mucho ángel y gran sensibilidad.

A todas ellas les agradezco su confianza y voluntad, factores que han permitido materializar este libro, que fue concebido como herramienta de acompañamiento para mujeres, hombres y familias, que estén atravesando por esta enfermedad, el cáncer, que no siempre significa muerte, y esto queda claro en los testimonios de estas Mujeres Maravillosas.

Si bien es cierto que cuando alguien es diagnosticado con algún tipo de cáncer generalmente experimenta agobio, negación, enojo, estrés, miedo, angustia y depresión, también es cierto que hay esperanza a través de la ciencia y sus profesionales. El amor, la solidaridad y el acompañamiento de la red de amigos y seres queridos, así como la entereza personal y la fe, son elementos sin los cuales resultaría imposible superar la enfermedad, y estas mujeres estuvieron acompañadas, se sintieron cobijadas por la familia y amigos: Nunca estuvieron solas. Nadie debe estar en soledad durante una travesía tan delicada física y emocionalmente.

Este libro lo conforman diez voces, todas diferentes, pero a la vez con algo grande en común: la determinación de contar su experiencia con el fin de mitigar el desconcierto y la soledad de quienes están dando los primeros pasos de un tratamiento como enfermo, acompañante o familia, cuyo resultado produce incertidumbre y ansiedad.

Desafortunadamente, en la parte final de este proyecto, perdimos a una gran compañera y amiga: la maestra Minerva Marí Hadad, Minnie, quien partió el tres de noviembre del año 2020, y que, con dignidad, claridad y entereza, sobrellevó su prolongada lucha contra el cáncer, en la que en todo momento estuvo rodeada de las atenciones y amor por parte de su familia y amigos.

La maestra Minerva fue una persona estimada y respetada en Cozumel, su ciudad natal, y en todos los lugares en donde era conocida por su pasión hacia el arte y la cultura, y por su calidez y armonía personales.

Agradezco a su esposo, el señor Alberto Angulo Sauri, y a sus hijos, Lucía del Mar y Paul, la autorización para incluir la bella fotografía de nuestra querida y admirada Minnie, que ustedes podrán apreciar en este libro, así como una de sus pinturas que ya habrán visto en la portada de esta obra.

Este libro comenzó a gestarse en los últimos meses del año 2017, y de esa fecha al actual otoño del 2021, han sucedido cosas que no imaginé: la sensible partida de nuestra amiga Minerva Marí Hadad, la pandemia del Covid 19; y con este acontecimiento la pérdida de muchos amigos y conocidos; la enfermedad de cáncer de una de mis hermanas de sangre, y la toma de conciencia colectiva de que la vida es un suspiro.

De este proyecto recibí un enorme aprendizaje, pero, sobre todo, me quedó claro, con los testimonios de estas diez mujeres maravillosas, que una enfermedad como el cáncer se supera de mejor manera cuando existen redes familiares y sociales dispuestas a sostenerte y a contenerte.

Aprendí que, aunque tengas seguridad social, o una buena situación económica, no hay dinero que rinda; el cáncer es una enfermedad muy cara que requiere apoyo psicológico o psiquiátrico, o ambos; apoyo de un profesional en nutrición, dermatólogo, fisioterapeuta, enfermeros y una cantidad importante de especialistas, además de médicos generales, oncólogos clínicos y cirujanos oncólogos, desde luego.

Tristemente entendí que, si cuentas con una economía que te permita hacerte los estudios de manera privada y atenderte por esa vía, ganas tiempo y tienes mayor oportunidad de éxito. Lo contrario es esperar hasta tres meses para un estudio, y otro tanto para una cirugía, y luego, si te va bien, viajar en camión de Chetumal a Mérida o Campeche cada veintiún días para tu quimioterapia. Me pregunto, en una república democrática como la nuestra, ¿no deberíamos todos tener el derecho a un sistema de salud eficiente, expedito y subsidiado? Sigue habiendo mucha desigualdad.

El deseo profundo de cada una de las mujeres maravillosas y el mío también, es que cada palabra, cada anécdota vertida en este texto, cada historia llegue al corazón de quien lo necesita, y esa persona encuentre luz y compañía en estas páginas.

El cáncer es una enfermedad que asusta, su nombre infunde miedo porque lo asociamos con la muerte, pero, es importante saber que la prevención y los buenos hábitos de vida, tanto físicos como mentales, son armas importantes para ganarle la batalla.

Agradezco a mi querido hijo, el Dr. Juan Martínez Aguilar, por el tiempo que le dedicó a la lectura de este texto, y por sus atinados comentarios y sugerencias.

Finalmente, deseo mencionar que el cien por ciento de lo que se recaude de la venta de este texto, en sus formatos electrónico y físico, será destinado para apoyar a mujeres con cualquier tipo de cáncer, a través de la asociación Mariposas Púrpura, A.C., que dirige mi amiga, la Mtra. María Elena Ramos Tescum, que, como han leído arriba, su testimonio también se encuentra en este libro, y ha sido una gran aliada para su realización.

Gracias, queridas mujeres maravillosas, por haber confiado en mí y por enseñarme tanto; las valoro y las respeto. Las quiero.

Nota:

La primera semana de octubre de este año, 2021, el historiador Horacio Guarneros Rodríguez, me informó que su hija, la joven Sugey, había tenido una recaída y su estado de salud estaba comprometido. Acordamos que la visitaría en su domicilio a los pocos días, sin embargo, la visita tuvo que posponerse porque Sugey no estaba en condiciones de recibir. Me mantuve orando por ella y por sus padres, así como por su hermano pequeño.

Durante esos días experimenté mucha tristeza, sabía de la posibilidad de que la pequeña falleciera y yo deseaba que viese este libro publicado, tanto en físico como en digital, que lo pudiese tener entre sus manos.

Quería con todo mi corazón darle el gusto de ver su testimonio materializado, pero, desafortunadamente no pudo ser.

Durante las últimas semanas de vida de Sugey me mantuve en contacto con su padre, quien, amablemente me iba informando de su situación. Un día le envié a la joven un mensaje de audio y ella me respondió de la misma manera; me sentí agradecida y conmovida.

El pasado sábado veintisiete de noviembre por la mañana, el padre de Sugey me comunicó que ella había sido trasladada a la clínica del ISSSTE de nuestra ciudad, Chetumal, y me planteó la posibilidad de visitarla. Desde luego que acepté. Esa misma tarde, a las cinco y media, me presenté en la clínica. Él me condujo a la habitación de Sugey, que estaba acompañada por su madre, la señora María Isabel Cerón Pérez. Por fin conocí en persona a la dulce niña y le pude hablar, le acaricié la frente y una de sus manos. Le platiqué que en cuanto estuviera publicado el libro se lo haría saber. Le dije que su testimonio tocaría muchos corazones y sería consuelo de otras personas. Al final de mi visita le pedí a su madre que me permitiera hacer una oración y me retiré. Me subí a mi vehículo profundamente conmovida y plena en admiración y agradecimiento para con los padres de la jovencita. Horas más tarde, cuando ya estaba en mi cama a punto de dormir, sentí muchas ganas de llorar y orar por Sugey, pero, en ese momento escuché que entró un mensaje en mi teléfono y revisé; era el señor Horacio Guarneros informándome que su hija ya había descansado. Agradecí al Señor el haberla conocido y lloré por no haber tenido la oportunidad de convivir más con ella.

Gracias, dulce Sugey, nunca te voy a olvidar y siempre honraré tu memoria; tu voz seguirá escuchándose.

MÁS FELIZ QUE NUNCA

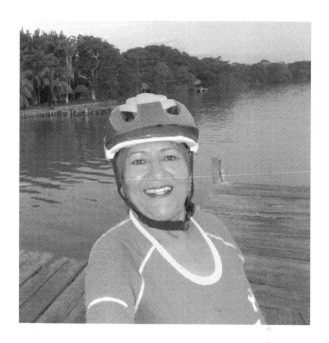

Marilú Bardales, La Diva.

Hola, mi nombre es María de la Luz Bardales Gómez. En la actualidad cuento con 59 años de edad. Nací el 6 de junio de 1962 en la ciudad de Chetumal, Quintana Roo. Mis padres fueron Jovita Gómez Solís y Antonio Bardales Novelo. Su unión procreó cuatro hijos, de los cuales soy la segunda.

Tuve una infancia tranquila. Vengo de una familia de escasos recursos económicos. Mi madre se encargó de hacer posible la tranquilidad familiar, haciendo maravillas con el dinero que mi padre daba para el sustento; para completar lavaba y planchaba ropa ajena. Mi papá era militar, sargento segundo del Ejército

Mexicano, muy machista, solo pensaba en vivir su vida, su forma de ser era cumplir con dar una parte de su sueldo para el gasto y lo demás era para su diversión, como tomar alcohol con amigos y amigas. Mi madre era la encargada de ver nuestra alimentación, ropa, estudios, enfermedades, educación, y si sobraba algo de dinerito, nos compraba juguetes. Ella nos enseñó buenos principios como respetar y amar al prójimo; diría que del árbol de mi vida ella es la raíz más larga y profunda, que ha hecho de mí una persona fuerte e inquebrantable, pero muy humana, con corazón de pollo.

Un matrimonio entre subidas y bajadas

En el año de 1978 conocí a Edgardo Marrufo Contreras, con quien mantuve un noviazgo de un año antes de casarnos. De nuestra unión nacieron María de la Luz, Edgardo y Mariel, mis tres hermosos hijos. Desde el principio de nuestro matrimonio tuvimos problemas por falta de entendimiento, muchas veces pensé que era por la edad, ya que él era mucho mayor que yo, me llevaba 12 años. Imaginé que algún día cambiaría todo para mejor, que con mi amor lo lograría, y viví 18 años a su lado entre pleitos y reconciliaciones. Fueron pasando los años y en lugar de cambiar a una situación más agradable, todo se volvió peor, muchas veces él se burlaba de mí o era sarcástico, me decía: "Solo estoy esperando que me digas que ya te vas". Entonces estaba muy enamorada de él y tenía miedo de enfrentarme a la vida sin su presencia.

Una decisión importante

Un día del año 1996, al acudir a una consulta, la doctora me descubrió una bolita en uno de mis senos y programó una cita médica para la ciudad de Mérida con un especialista, a la cual no asistí, porque el que era mi marido, dijo que solo iba a que me estén jugueteando los doctores, y eso fue lo que derramó el vaso de agua, y tomé la decisión de dejarlo. Entonces vivía en un pequeño puerto pesquero de Yucatán llamado San Felipe, cerca de Tizimín, muy lejos de mi familia, de la que me aparté durante todos los años que estuve casada, ya que él no permitía que me visitaran, y si lo hacían, los corría y tampoco dejaba que yo los visitara; ellos vivían en Chetumal.

No esperé más, le escribí a mi madre comentándole lo que estaba sucediendo y que había decidido dejar a mi marido; me respondió que contaba con ellos y que me apoyarían en todo lo posible.

Segura de ese respaldo, una mañana que mi exmarido salió a pescar, platiqué con mi hijo, que en ese entonces tenía 15 años de edad; le comenté que dejaría a su padre y que nos iríamos a vivir a la ciudad de Chetumal, con sus abuelos, que tendríamos que trabajar duro, pero que saldríamos adelante. Me respondió que no se iría conmigo, que se quedaría con su papá: "Él tiene que ver por mí", me dijo. Mi hija mayor, que entonces tenía 17 años, estaba estudiando el bachillerato y vivía con mis papás. A ella mi madre le comentó que yo iría a vivir con ellos y que dejaría a su padre; se enojó mucho.

Cuando llegué a vivir con ellos, mi hija se portó hostil conmigo; recibí malos tratos de ella; mis hijos no estuvieron de acuerdo con mi decisión.

A empezar sola e independiente

Ya en Chetumal, lo primero que hice, fue buscar ayuda médica por la pequeña bolita que tenía en el seno. Me ingresaron en la clínica, me hicieron una biopsia, y se descartó que ese tumorcito fuese maligno, de manera que me lo extrajeron y todo tan tranquilo.

De inmediato compré un puesto de herrería, lo puse frente a casa de una de mis hermanas, y empecé con la venta de cenas; me iba bastante bien, llegó el momento en que tuve un dinerito y compré un carro que metí de taxi, aumentando con ello mis ingresos.

Como me sentía libre y estaba disfrutando de mi independencia, después de dieciocho años de un matrimonio difícil, me volví un poco fiestera. Salía a festejar con los amigos, tomaba licor y me divertía. En el año 2000 tuve la oportunidad de entrar a trabajar a la Secretaría de Seguridad Publica de Gobierno del Estado. Me dieron un puesto en el que contestaba los teléfonos, atendía la radio, ayudaba en el almacén, realizaba funciones de auxiliar administrativa en el taller mecánico, y me encargaba del combustible de los vehículos de la policía estatal.

Pero el 5 de mayo de 2002, estaba conviviendo con unas amigas, y entre la plática salió el tema de la autoexploración; en ese momento como que algo me dijo que lo tenía que poner en práctica, así que cuando me despedí de ellas, en son de relajo les dije: "Llegando a casa me voy a autoexplorar".

La vida me sorprendió

Llegué a mi casa y me metí a bañar. Puse en práctica lo que había escuchado y empecé a auto explorarme los senos, y, ¡sorpresa!, detecté un granito de forma ovalada, como un frijol más o menos, me asusté mucho, y al día siguiente fui a la clínica del ISSSTE, donde el médico familiar me pasó con un ginecólogo que, al examinarme y explorar mis senos, me dijo: "¡Le voy a ser sincero, esto parece cáncer!"

Esas palabras me impactaron tanto, que el doctor se dio cuenta y trató de darme aliento diciendo: "Usted no es un seno, usted vale por lo que es, por su calidad humana, y la persona que en verdad la ame la va a amar con uno o con los dos senos". A esas alturas yo estaba en shock, no había palabra que me hiciera sentir bien, solo pensaba que me iba a morir, me decía que no me iba a salvar esta vez.

Caí en un estado depresivo, solo pensaba que me moría, me moría y me moría. Pasaba por mi mente mi hija pequeña, de diez años entonces, y qué iba a ser de ella sin su mamá; era mi mundo y yo el de ella. Pensaba también en mis padres, a los que dejé de disfrutar muchos años y con quienes llevaba cinco conviviendo de nuevo; lo tristes que se iban a quedar tras mi "partida". En esos momentos el mundo se me terminaba. Pasaban muchas cosas por mi cabeza, la mayoría negativas.

El doctor ordenó que me realizaran una mastografía; los resultados revelaron un 90 por ciento de posibilidades de cáncer, y todavía así, me dijo que quedaba un diez por ciento de esperanza, y me mandó al ISSSTE de la ciudad de Mérida, y aunque nunca había derivado a un paciente sin biopsia, lo hizo porque, según dijo, si me hacían la biopsia acá en Chetumal, todo se retrasaría tres meses o más, porque había que enviar la muestra a Mérida y esperar los resultados: "Me voy a arriesgar, quien quita y pega", mencionó, y yo se lo agradecí. Empezó la angustia de esperar a que la clínica de Mérida mandara la fecha en la que podrían atenderme. Iba a diario a preguntar si ya tenían alguna respuesta y nada; así transcurrieron dos semanas. En un arranque de desesperación, entré a las oficinas del director de la clínica del ISSSTE para pedirle que me diera la oportunidad de vivir, ya que había un 90 por ciento de posibilidades de que tuviera cáncer en mi seno, y la tan esperada cita médica no llegaba. Ante mi enorme desesperación, el doctor tomó el teléfono y marcó a la clínica de Mérida y consiguió que me atendieran.

Todo empezó el ocho de mayo, que fue cuando me hicieron la mastografía. El seis de junio cumplí 40 años, podría decir que fue el cumpleaños más difícil que he pasado; pensé que me quedaba poco tiempo de vida. Mi familia organizó una pequeña fiesta; yo estaba muy negativa, pensaba que lo hacían porque sabían que sería el último año que pasaría con ellos, y en lugar de alegría, sentía tristeza y sufrimiento. Estaba mal emocionalmente. Me consumía, perdía peso rápido, pensaba que me moriría, y de tanto pensarlo, me estaba muriendo.

Por fin llegó el día en que fui a la ciudad de Mérida a mi consulta con un oncólogo; era el once de junio de 2002; por la gracia de Dios fui aceptada. El doctor ordenó la biopsia. El ISSSTE la subrogó en una clínica particular. Me atendieron a las ocho de la mañana, y a la una del día ya me estaban realizando la biopsia por aguja.

Con una jeringa me pincharon el granito y movieron para desgarrar tejidos y extraerlos; ese mismo día, a las siete de la noche, me entregaron los resultados. Cuando el oncólogo los vio, me dijo: "Pues, lamentablemente, señora, es cáncer", y con esas palabras murió el diez por ciento de esperanza que yo aún conservaba, y también me sentí morir.

Camino difícil, pero se puede

El médico me explicó el procedimiento a seguir. Dijo que necesitaba operar de inmediato, pero que no tenía espacio para hacerlo, mas no me iba a dejar así. Me explicó que me daría ocho quimios, pero que estarían divididas en dos etapas: primero, me aplicarían cuatro, y en el transcurso buscaría un espacio para programar mi cirugía, que consistiría en extraer por completo el seno, después, vendrían las otras cuatro.

Podrán imaginar el golpe tan fuerte que significó para mí saber que perdería uno de mis senos. Ya era una muerta viviente. Me sentía aniquilada, estaba más muerta que viva.

Con el alma destrozada me fui a dormir; al día siguiente me aplicarían la primera quimio. Acostada en mi cama de un hotel, pasó por mi mente todo lo vivido en los últimos días, y me di cuenta de que desde que empezó la pesadilla, nunca había estado sola, siempre había tenido un ángel junto a mí: primero el ginecólogo que se arriesgó a mandarme a Mérida sin biopsia; luego el director de la clínica del ISSSTE de Chetumal, que tomó el teléfono y habló, consiguiendo que fuera atendida; posteriormente, el especialista de la clínica del ISSSTE de Mérida, que al ver mi angustia me dijo que no me iba a dejar así y diseñó el camino a seguir; y, desde luego, mi hermosa familia que no se despegó de mí. Cada uno de mis seres amados estaba sufriendo la misma angustia que yo, pero antes yo no había notado todo ese apoyo, estaba centrada en lo negativo.

Después de aquella reveladora reflexión, decidí que no me iba a dejar morir, y tuve la certeza de que Dios estaba conmigo, que nunca me dejaba sola, de manera que tendría que luchar, y comencé la lucha contra esa terrible enfermedad convencida de que ganaría porque el Señor me estaba respaldando.

Las quimios son muy difíciles y dolorosas. Cuando cae la primera gota en tu cuerpo tienes la sensación de que te están cortando, te están pinchando, como que fueras a estallar. Tienes ganas de gritar, llorar y retorcerte; es algo que quisiera que nadie tuviese que vivir. Sé que cada cuerpo reacciona diferente y que hoy la ciencia ha avanzado; quizá ya no sea como yo lo recuerdo; ojalá.

A mí se me cayó el cabello y fue traumatizante ver cómo lo perdía. Cuando me bañaba y lavaba mi cabello los mechones quedaban en mis manos, así que mejor tomé la decisión de raparme.

Recibí cuatro quimios como indicó el doctor, y el once de noviembre del 2002, me practicaron la cirugía. Recuerdo que solo pedía a Dios que me permitiera salir de la sala de operación. Tenía grabado en mi mente el rostro de mi madre, podía adivinar su angustia ante la posibilidad de que yo no saliera viva. Le pedí al Señor con todas las fuerzas de mi ser, que no le permitiera a mi madre experimentar el dolor de perderme. Ella estaba solita conmigo en la ciudad de Mérida, había dejado todo por estar a mi lado, y bendito Dios, salí de la operación. Recuerdo que cuando volví de la anestesia sentí un dolor inmenso en mi costado derecho. Estaba vendada y mi brazo pegado a mi cuerpo. Cuando abrí los ojos vi el rostro de mi madre diciéndome: "Lo lograste, Marilú", mientras me abrazaba y besaba. ¡Mi hermosa viejita!

Cuando me retiraron la venda y me vi mutilada, fue llanto y llanto; esa es una de las etapas más difíciles de enfrentar y aceptar. Cada vez que me veía en el espejo me preguntaba, ¿qué hice para merecer esto?, ¿acaso fui demasiado vanidosa? Mi orgullo de mujer estaba devastado, no lo podía asimilar, fueron muchos días de lágrimas. Para ser exacta, me tomó de dos a tres años asimilar y aceptar la nueva condición de mi cuerpo.

Recibí otras cuatro quimios y luego me aplicaron 25 radioterapias, con sesiones de 30 minutos cada una, de lunes a viernes, las cuales me quemaron al grado de formar una llaga en uno de mis costados. Una vez que terminó ese tratamiento, el médico me propuso la aplicación de un medicamento que no salía todavía al mercado, que era como una vacuna, y me explicó que de resultar como se esperaba, me moriría de cualquier otra cosa menos de cáncer. Vi que con esta "vacuna" tenía mucho que ganar, así que acepté.

Recuerdo que la primera vez que me aplicaron el medicamento experimental, estaba rodeada de médicos especialistas, porque podría entrar en shock si mi cuerpo no lo aceptaba, pero, bendito Dios mi organismo respondió al cien. Me aplicaron 18 dosis; una cada 21 días, y cada mes me realizaban estudios del corazón para monitorear algún posible daño causado por el medicamento; afortunadamente no fue así.

Estuve en observación durante diez largos años. Normalmente son cinco, pero como yo entré al experimento de ese medicamento tipo vacuna, me vigilaron más tiempo.

Un ángel en mi camino

En el transcurso de esos diez años me diagnosticaron con cáncer nuevamente, pero esta vez en el hígado, lo que fue un golpe tremendo para mí. El médico me dijo que me tenían que hacer una biopsia para saber qué tan dañado estaba mi hígado.

La orden para la biopsia la tenía que firmar el director de la clínica. Fui a verlo para que la firme, pero no lo encontré; me dijeron que regresaría hasta el día siguiente. Salí y me fui a un hotel; estaba en Mérida. Al otro día, temprano, fui a ver de nuevo al director, quien me recibió amablemente. Le extendí la orden y le comenté que me había vuelto la enfermedad, pero que esta vez en el hígado. Él me contestó que no podía ser, y que antes de la biopsia iba a ordenar que me realizaran una tomografía de hígado; me llevó a la sala de tomografía y dio la instrucción para que me atendieran de inmediato.

En unos minutos me canalizaron y me aplicaron los químicos de contraste. Un rato después, con resultados en mano, regresé con el director de la clínica. Una vez que analizó lo que le entregué, me dijo: "Señora, su hígado está limpio, no tiene nada negativo, ¿qué fue lo que determinó el diagnóstico de cáncer?", le respondí que un ultrasonido que me habían realizado. Me dijo que me iba a realizar otro ultrasonido en ese momento y procedió. Para mi felicidad el resultado fue negativo.

Cuando el médico me dijo que estaba totalmente sana, me volvió la vida y le di gracias a Dios por aquel ángel con bata clínica que había puesto en mi camino ese día.

Seguí con mis chequeos de vigilancia y mis estudios, de repente, después de dos años de aquel diagnóstico equivocado, al realizarme una placa de tórax, se encontró, según los médicos, una pequeña metástasis en mi segunda costilla; dijeron que ya tenía el cáncer en los huesos: la agonía volvió.

Me practicaron estudios y un rastreo de medicina nuclear; mis costillas salieron limpias.

El cardiólogo me realizó un estudio y se dio cuenta de que las paredes de mi corazón tenían unas pequeñas deformaciones, debido, según me explicó, a unos infartos que sufrí dormida y no sentí.

Recuerdo sus palabras: "Señora, usted tiene un corazón enfermo, pero fuerte, a tal grado que reaccionó de inmediato al infarto".

En ese entonces ya me dedicaba al ciclismo, lo que para mí es un medicamento; cuando lo realizo mantengo mis articulaciones en perfectas condiciones, pero si lo dejo un tiempo, luego no puedo ni caminar.

Un día surgió en mí la idea de realizar rodadas ciclistas para llevar mi experiencia de vida e inculcar, y exhortar a otras mujeres a la autoexploración; llevo diez años realizándolas.

Lo mejor de mi vida

La primera vez recorrí siete municipios; ahora recorro los once municipios de Quintana Roo. Voy a donde me inviten. Llego en mi bicicleta para demostrar que después de un cáncer nosotras estamos al cien, como cualquier persona. Me gusta decirles a las mujeres que no se sientan mal por haber pasado por la experiencia del cáncer, al contrario, todas valemos mucho, porque hemos tenido el coraje y la fortaleza para enfrentar una enfermedad tan estigmatizada.

Mi experiencia con el cáncer me hizo otra persona; ahora soy más consciente del cuidado que debo darle a mi cuerpo; más humana para apoyar a quien esté pasando por una situación difícil; soy más fuerte y sé manejar las experiencias adversas, pero, sobre todo, ahora soy una mujer más feliz y estoy agradecida con Dios y con quienes nunca me dejaron sola.

Acá estoy para lo que gusten. Soy su amiga Marilú Bardales Gómez, alias "La Diva".

LA VIDA ES LA VIDA

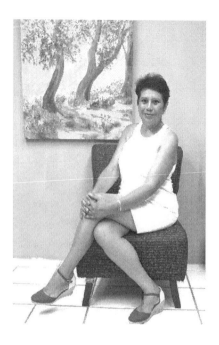

Sagrario del Socorro Cabrera Cáceres

Hola, soy Sagrario, hija de Guadalupe Cáceres Alcocer y de Jorge de Jesús Cabrera Pacheco. Tengo dos hijos a los que amo infinitamente: Dannaé Guadalupe Aguirre Cabrera y Edgar Rayo Cabrera. Actualmente vivo con mi hija y mis dos nietos.

Yo no viví una infancia muy agradable. Soy hija de padres separados. Mi madre tuvo que trabajar para sacarnos adelante sola a mis dos hermanas y a mí; era una mujer guerrera, que tenía pocos estudios, pero se superó en la medida de sus posibilidades en diversas áreas. Le gustaba la política, obtuvo muchos cargos en el PRI, pero, desgraciadamente, se enfocó demasiado en su vida y nos descuidó mucho; quien se hizo cargo de nosotras fue mi abuela materna.

Maduré a muy temprana edad, ya que mi mamá me encargó la responsabilidad de mis hermanas. Por ese motivo solo pude estudiar una carrera técnica secretarial. Cuando cumplí los diecisiete años ya trabajaba para sustentar mis gastos.

Época muy difícil

Mi madre se dedicó al alcohol; bebía mucho, y yo sufría por ello. Su descuido hacia nosotras era tal, que fui víctima de abuso sexual por parte de un primo y de un vecino. En esa época era yo muy pequeña y no sabía qué era aquello, pero con el tiempo me di cuenta de que era abusada; ello me ocasionó grandes traumas.

Por otra parte, mi madre siempre me echó la culpa de su divorcio con mi papa, por ser la primera hija, y porque me parecía mucho a él, de ahí yo desencadené un problema de ansiedad crónica y miedo a la soledad, que al día de hoy no he superado.

Mi madre vivía para sus otras hijas, mis hermanas, y a mí me excluía de su afecto y sus cuidados, pero me exigía mucho en todo. Hoy lo cuento a manera de anécdota, yo ya perdoné sus fallas y descuidos; entiendo que fue un ser humano igual que todos y cometió errores, pero, no por eso la quise menos. Estoy segura de que me amó, porque de muchas maneras me lo hizo evidente. Yo la sigo queriendo mucho y la recuerdo todos los días.

Cuando terminé la carrera secretarial me consiguió mi primer empleo; ella tenía muchos contactos. Entré a trabajar al Sistema Quintanarroense de Comunicación Social. Posteriormente estuve en el H. Congreso del Estado, hasta que llegué a Gobierno del Estado, en donde logré hacer casi treinta años de servicio, pero como en el 2017 me salí, y me pagaron antigüedad, hoy estoy empezando de nuevo: ya tengo seis años en la Contraloría.

Todo pasó muy rápido

Mi infancia se fue como un suspiro y mi adolescencia pasó como un rayo. Me casé a los veinte años, nació mi hija Dannaé, me divorcié, y años después conocí al papá de mi hijo Edgar Rayo. Actualmente me encuentro sola. Mi madre y mi abuelita ya fallecieron. Mi abuela murió por cáncer de mama[1].

Me apena un poco aceptar que aún le guardo resentimiento a mi madre, pero como sé que ese sentimiento es dañino, estoy trabajando para desterrarlo de mí y ser la mujer fuerte y con carácter que puede enfrentar muchas cosas.

La enfermedad apareció en mi horizonte

En realidad, los síntomas fueron pocos. Sentí una bolita muy dura en el seno derecho que no me causaba dolor alguno, sin embargo, sí sentía molestias en el brazo de ese lado y en la espalda. A pesar de haber descubierto la bolita, no le tomé importancia, así que tardé un poco para asistir al médico. Con el

---

[1] Uno de los principales factores de riesgo no modificables para desarrollar cáncer, es antecedente familiar del mismo.

paso de los días empecé a sentir más molestias, y entonces decidí acudir a mi médico ginecólogo, el Dr. José Antonio Danel Beltrán, quien me pidió que me hiciera una mastografía de urgencia, debido al antecedente del cáncer de mama de mi abuela materna, y, aun así, tardé para ir, pero un día, mientras manejaba, sentí un gran dolor de espalda y me asusté, entonces le pedí a Concepción, mi hermana menor, que me acompañara a una clínica particular para hacerme la mastografía. Me atendió el médico radiólogo Hebert Alberto León Ureña. Una vez realizado el estudio, le pregunté al médico qué veía, y me dijo que, si fuera estudiante todavía, y le pusieran como prueba realizar un diagnóstico de mi mastografía, diría que ve un cáncer, y de inmediato me puso en contacto con el doctor Carlos González, oncólogo cirujano de la ciudad de Mérida, quien me solicitó una larga serie de estudios para saber qué tan avanzado estaba el cáncer, y qué órganos había tocado.

Momento difícil

Días después, cuando escuché el diagnóstico por parte del doctor González, experimenté mucho miedo e incertidumbre, pero, a la vez coraje por lo que estaba viviendo. Además, caí en un estado depresivo del que poco a poco me fui recuperando y tomé las cosas con calma, ya los médicos me aseguraban que tenía todas las posibilidades para salir bien de este tropiezo, como le digo yo.

Gracias a Dios el cáncer no se había infiltrado en otras partes de mi cuerpo, por lo que se me pudo operar y sustraer todo mi seno derecho sin tocar el tumor. No me hicieron la biopsia, ya que estaba más que visto en la mastografía que era cáncer. El médico me dijo que me podía operar acá, en Chetumal, y no debía esperar más de una semana, porque mi condición era delicada.

Entré a cirugía el sábado once de mayo del 2007, a la edad de treinta y ocho años, y salí sin un seno, y sin veintiocho ganglios linfáticos, pero, con la esperanza de seguir disfrutando de la vida. Después de la cirugía se envió la pieza extirpada a patología, a la Ciudad de Mérida, resultando un tumor de baja densidad bien ubicado, y causado por estrógenos, o sea, de origen hormonal. Este resultado fue muy alentador, ya que era un tumor clásico. Supimos qué lo propició y por dónde podía ser atacado.

Me fui a la Ciudad de Mérida, al consultorio del doctor Edwin Franco, quien ha sido mi ángel y médico de cabecera desde que inició este proceso. Él me dijo, al principio, que me daría veinte quimios, pero cuando vio mis resultados, expresó que no eran necesarias tantas, que solo serían seis: una cada veintiún días, y me suministró, durante un año, un medicamento llamado Zometa (ácido zoledrónico), que sirve para resanar los huesos.

Posteriormente, recibí treinta radioterapias, y una vez concluido todo este procedimiento, me sometí a una cirugía de ovarios para prevenir que el cáncer reapareciera en esos órganos. Después de esta cirugía me dieron Tamoxifeno por cinco años, para balancear los estrógenos.

Ellos me respaldaron

El proceso de recuperación para mí fue muy rápido. La quimio me trajo algunas consecuencias secundarias, pero muy pocas, solo la caída del cabello y algunas nauseas. Había otras molestias, pero yo hacía lo imposible por ignorarlas. Fui muy bendecida, A los dos años de estar en constante chequeo, el oncólogo clínico Edwin Franco, me autorizó la reconstrucción mamaria, y eso me hizo muy feliz y, aunque un seno no me define, me sentí mejor.

Fueron varias las personas que estuvieron a mi lado durante este proceso, para empezar, mi madre, que nunca se dio por vencida. Ella movió cielo, mar y tierra. Habló con el gobernador en turno, y consiguió que se me autorizara el tratamiento de manera particular. Si en mi niñez y primera juventud no la sentí cerca, cuando mi vida se vio amenazada, mi madre fue vital para que yo me sostuviera.

En aquel entonces yo no contaba con trabajo ni con servicio médico, por lo que mi primera cirugía estaba programada y no tenía el dinero para pagarla, pero gracias a mi madre, al gobernador, a mis compañeros de la Policía Federal, así como a mis comadres Ana María Zárate y Rosario Buenfil Brito, y otras personas, pude salir adelante: el tratamiento era demasiado caro.

En el 2017, después de diez años de tratamiento, mi médico me dio de alta con la recomendación de seguir monitoreándome con mastografías y chequeos, por lo menos una vez al año.

Lo que te puedo decir después de mi experiencia

Sé que muchas mujeres están pasando o ya pasaron por algo similar. Mi recomendación es que ante todo sigan adelante, se les van a presentar mil obstáculos antes y después del proceso, pero es muy importante tomar esta situación de vida con optimismo. Somos afortunadas de poder escribir o dar un testimonio de vida. Creer en Dios y tener confianza en nuestros médicos ayuda mucho y nos fortalece. Estamos vivas, entonces vivamos plenamente, dejando el pasado atrás. Si estamos en estado depresivo, debemos buscar ayuda profesional, y hay que platicarlo con la gente que de verdad nos ama.

Nunca se escondan ni se sientan menos por perder un seno, ya que solo es grasa. Estamos completas, un pedacito de nuestro cuerpo no significa nada frente a lo grandioso que es estar vivas.

Perder un seno o ambos, no nos imposibilita ni nos demerita como mujeres, al contrario, a ese episodio en mi vida le llamo mi Gloria Personal.

Yo hoy he sido reconstruida. Sin pedirlo me llegó la bendición, y por ello estoy cierta de que Dios y la vida tienen alguna misión para mí.

Amigas, sigan caminando firmes. La palabra cáncer no es sinónimo de muerte si te monitoreas como debe ser y se detecta a tiempo.

A todas ustedes, a sus familiares y amigos, los abrazo con afecto, y con la seguridad de que podemos superar cualquier situación, y se supera mejor y más rápido cuando estamos acompañadas de la gente correcta. La vida es la vida. Hay que ser felices y luchar por preservarla.

LA VIDA ME DIO UN REGALO

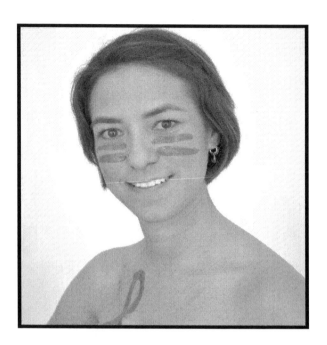

Avril Carrillo Ruiz

Así fue al cáncer para mí, un regalo, y esta es mi historia: me llamo Avril, sí con V chica, tengo treinta y siete años, soy nutrióloga, y soy la mediana entre mis hermanas Adri y Ara; lo más valioso de mi vida. Gracias a Dios, a ellas y a mi familia, es que puedo relatarte lo que estás a punto de leer.

Estaba en Playa del Carmen, tenía treinta y un años, era el año 2013, había ido a pasar un relajado fin de semana. Recuerdo perfecto ese día. Poniéndome crema me sentí una bolita en la mama izquierda; JAMÁS imaginé lo que vendría.

Cuando regresé a Chetumal fui con una radióloga para hacerme un ultrasonido y ella dijo: "No te preocupes, no es nada malo, es un fibroadenoma que te puede quitar cualquier cirujano"; yo le creí y salí muy tranquila.

Dejé pasar unos meses para hacerme la cirugía, quería esperar a que naciera mi sobrino Sergio, mi adoración, y una vez que nació puse una fecha: 15 de agosto, día de la Anunciación del Ángel Gabriel; escogí esa fecha para sentirme protegida y acompañada por la Virgen María.

Mi vida cambió en un suspiro

Mi operación fue en Cancún, la realizó una cirujana plástica, todo salió muy bien y regresé a mi casa para la recuperación. Una semana después, estando con mi hermana Adriana y mi prima Ary, recibí un regalo: me comunicaron que la bolita que me extrajeron había resultado un carcinoma ductal infiltrante en etapa I. Ese día no pude llorar, solo hice lo que me dijo la cirujana; me dirigí a la torre de oncología del hospital. No puedo decirles qué me explicaron sobre mi caso porque no lo recuerdo, digamos que entré en shock.

Regresamos a Chetumal por carretera mi hermana, mi prima y yo. Paramos a comer en un restaurante, yo seguía en shock, no hablaba y tampoco pude comer.

Hasta ese momento no había vivido la parte más difícil y dolorosa: decirle a mi hermana Ara, y después a mi familia, que tenía cáncer. Mi mamá y mi papá ya lo sabían, ellos me acompañaron desde el cielo en todo momento. Arturo, mi papá, murió de cáncer cuando yo tenía cuatro años, y Arminda, mi madre, había fallecido en un accidente de auto en enero de ese horrible año 2013. Hoy puedo decir que ni los meses que tuve cáncer fueron tan dolorosos como ese día fatal, pero estoy segura de que eso me otorgó la fortaleza para agradecer y aceptar el regalo que la vida me había dado.

El regalo llegó envuelto en diez quimioterapias, veintiocho radiaciones, y dos cirugías. Cada evento fue como quitar una capa del papel que lo envolvía y encontrar otra sorpresa, pero la sorpresa mayor fue saber lo fuerte que soy.

Entre la fe y la fuerza de voluntad, que ignoraba que tenía, la confianza en Dios y en los médicos, el amor de mi familia, las muestras de cariño de mucha gente, el poder de la oración, la paciencia y la humildad para aceptar que esto me estuviese sucediendo a mí; descubrí mis profundas ganas de estar viva, y me propuse a tomar esta experiencia como el mejor regalo que la vida me había dado.

Año fatal y doloroso

El tres de septiembre de 2013 empecé las quimioterapias. El mismo día, pero de 1986, moría mi papá de cáncer. Él siempre estuvo en mi mente, y confieso que esta experiencia me permitió descubrir el dolor que había dejado en mí su muerte. Durante veintisiete años elegí pensar que mi padre había sido un cobarde, que no había querido luchar para salvarse. Ahora entiendo que no dependía de él, y estoy segura de que sí luchó con todas sus fuerzas hasta el último momento, porque, de dónde pude yo sacar la fortaleza para hacerlo sino de un gran hombre: mi padre.

Así empezó el camino de mi transformación. Todos sabemos lo que hace la quimioterapia en el cuerpo, pero solo los que la hemos experimentado podemos hablar de lo que hace en el alma, sobre todo, en una que por muchos años había estado enferma y herida, como la mía.

Necesité un tratamiento de diez quimioterapias porque el tamaño de mi tumor superó por un milímetro el margen establecido para que no me las dieran. Hoy pienso que ese milímetro quizá era la medida suficiente para poder sanar lo que había en mi alma. Así que empecé con las "quimios" y en cada una viví algo diferente.

Lo primero fue entrar a quirófano para que me colocaran un "puerto", que es un tipo de catéter venoso central[2], que se usa para administrar el medicamento. A Rox (así le digo a mi tía Rosalba, de cariño), le dijeron que me ayudaría para que no "me doliera tanto", y sí me dolía, pero lo que nadie sabía, ni yo, era que por alguna o varias razones, había aprendido a entumir el dolor desde hacía muchos años, solo que esta vez podía usar EMLA, una crema que se volvió mi aliada para aguantar la entrada de la aguja por la piel hasta el puerto.

Una vez más sentí que le ganaba al dolor que había en mi alma, y entonces, en la segunda quimio, se me cayó el cabello. Eso también lo sufrí, y también hice todo lo posible para que no sucediera, a mí no, pero fue inevitable y llegó la noche que entre Marce, mi prima hermana, casi como mi gemela, hemos vivido tanto juntas, y Quique, su esposo, me raparon el cabello que aún me quedaba. Me derrumbé un poco, pero yo era más fuerte que eso, así que aprendí a usar turbantes y una peluca que odiaba, me apretaba, me picaba y me daba calor.

---

[2] Un catéter venoso central es un tipo de catéter que se coloca en alguna vena de gran calibre del cuerpo. Dicho catéter llega hasta el corazón y generalmente se utiliza para administrar grandes cantidades de medicamento, por mucho tiempo y/o para medicamentos que puedan dañar las venas de menor tamaño, entre otras indicaciones.

En realidad, la peluca no era el problema, yo estaba enojada y nunca pude mostrarme pelona porque me daba pena, me sentía inferior e insegura, y la peluca me "ayudaba" a disimular cómo me sentía.

Llegó el 2014 con grandes cambios y aprendizajes

Cuando me dieron la última quimioterapia, en febrero de 2014, me rapé de nuevo y me enfrenté al mundo pelona. No se imaginan la maravillosa sensación, era algo que me hacía sentir diferente y libre, era la oportunidad para reconocer las otras fortalezas que había dentro de mí, mucho más allá del cabello y la apariencia física, a la que tanta importancia le había dado hasta ese momento.

Hoy puedo decir que las mujeres que hemos estado "pelonas", tenemos algo más profundo que dar y sentir. De esa transformación que he experimentado, es desde donde quiero vivir y contar mi historia. Hoy sé que tengo el alma justo ahí, donde alguna vez habitó un tumor cancerígeno que me enseñó que haría falta mucho más para derrumbarme.

Confieso que nunca había hablado de lo que viví y sentí durante esa etapa. No fue nada fácil, pero tuve en mi tía Rosalba una fortaleza, un gran ejemplo de fe y de generosidad para vivir lo que me estaba tocando. Nunca estuve sola, ella ha estado conmigo hasta el día de hoy. Ella me cuida y me inspira, me ha hecho ser valiente y dar siempre lo mejor antes, durante y después del cáncer.

No recuerdo muy bien si fue en la cuarta o quinta quimioterapia que empezaron a bajar mis leucocitos. Mi hermana Ara se encargaba de anotar y comparar los resultados de los análisis que me hacían tres semanas antes de cada quimio. Si salían por debajo de los límites, rápido buscaba algún remedio que yo pudiera hacer para subirlos, porque esa condición me exponía a que no me dieran la quimio, y se alargaba un poco más el tratamiento.

Recuerdo que una vez vi salir a una amiga muy triste del consultorio del oncólogo; tenía gripa y la regresaron a su casa a esperar tres semanas más antes de volver a intentarlo. No supe qué decirle, solo la abracé muy fuerte, porque si de algo estoy segura, es que en ese consultorio muchas veces faltaban las palabras, pero siempre sobraban fortaleza, paciencia y esperanza. ¡Cuánto estaba yo aprendiendo!

Todo por salvar mi vida

Ahora que lo pienso, con cada quimioterapia puedes estar más cerca de sanar, pero también empiezas a vivir las consecuencias de lo fuerte y mortal que puede ser ese tratamiento. Vas perdiendo fuerza física, pero ganas fortaleza interior, esa que a mí me hizo pensar que quería vivir y hacer todo lo que estuviera en mis manos para no dejarme vencer por el cáncer, y algún día poder contar mi historia, y compartir el regalo que la vida me había dado. Cuando digo hacer todo, es literal, desde tomar melaza, Inmunocal, unos frascos de algo que me mandó mi amiga Carol en una nevera desde Villahermosa, hasta consumir unos "bichos", que una monja amiga de Rox le dijo que me diera para ayudarme. Esos bichos que tomé son unos animalitos que se llaman gorgojos chinos, y que en mi vida había visto. Adri, mi hermana mayor, cuando los vio, me dijo: "Parecen hijos de la cucaracha". Por supuesto que nunca más dejé que estuviera conmigo cuando los tomaba. La única que me acompañaba era mi querida Rox. Ella tomó el primero y yo no pude negarme, hasta que en un solo día tragué treinta gorgojos chinos divididos en tres vasos con diez cada uno, sin pensarlo y sin respirar, solo ofreciéndolo a Dios a cambio de recuperarme totalmente.

Deseo pedirles, desde el fondo de mi corazón, como hermana, sobrina, prima, mujer y nutrióloga que soy, que NUNCA dejen de seguir el tratamiento que les indique su oncólogo u oncóloga. Acudan con el médico que les infunda más confianza, con el que les genere más paz y seguridad. Háganle todas las preguntas que requieran para tener claro el panorama, y confíen en sus recomendaciones.

Hay muchos tratamientos alternativos, pero no son la solución a esta enfermedad.
Un padecimiento de este tipo no permite hacer pruebas, hay que creer y confiar en los especialistas y ayudarnos con todo lo natural y lo saludable para complementarlo, siempre y cuando sea para sentirnos mejor y mantenernos fuertes, pero nunca dejen su tratamiento por su cuenta.

Gracias a mi querida e insistente Marian, mi hermana más pequeña, a la que quiero tanto, y que me conoce tan bien, hice una terapia que se llama Tomatis. Recuerdo que mientras escuchaba un tipo de música especial, me quedaba profundamente dormida, y me encantó porque me sirvió para descansar y conectar con mis emociones. Incluso llevaba esta música al cuarto de quimioterapia de la clínica de Mérida; el doctor Bastarrachea me dejó ponerla. Era impresionante ver cómo todos nos relajábamos tanto, al grado de que varios pacientes se quedaban dormidos. Gracias a la música que me regalaron en Tomatis, se hizo más fácil y rápido aguantar las tres horas de quimio, tiempo que tardaba en pasar todo el medicamento.

Unidas por una enfermedad implacable

Quien ha estado en una sala de quimioterapia sabe que el olor es único, así como la combinación de emociones y la variedad de tipos de personas: diferentes edades, sexos y nacionalidades.

Un día estuvimos, al mismo tiempo, cuatro mujeres conectadas, así le dicen cuando ya te canalizaron y está pasando el medicamento a tu cuerpo. Éramos una francesa joven y mamá de dos hijos; una mexicana soltera y sin hijos, mayor que la francesa; una doctora yucateca que había sido mi maestra cuando estudié nutrición en la UADY, más grande que las anteriores y abuela de seis nietos, y yo. Todas tan diferentes, de diferentes generaciones e historias, pero con un punto en común: Estábamos luchando por salvar nuestras vidas. El cáncer nos había unido en aquella sala y nos estaba haciendo más valientes, más fuertes, generosas y amorosas con nosotras mismas y con los demás. Cada una estaba recorriendo su propio camino, viviendo y experimentando todo desde una perspectiva diferente, pero con la misma esperanza y ganas de seguir vivas.

Los factores que me infundieron fuerza y coraje para sobrellevar la enfermedad fueron el amor de Dios, mi gran fe, mis ángeles, el poder de la oración, mis hermanas, mi familia, mis amigos, y mi necedad de querer ganarle al cáncer porque amo la vida.

Hoy estoy muy agradecida y feliz de poder compartir mi historia, de decir que nunca estuve sola, y que puedo comprobarles, con mi experiencia, que vale la pena vivir, amar, dar lo mejor de una misma, soñar, creer y confiar. Ojalá cada vez seamos más quienes con amor y fe, aceptemos cada uno de los regalos que la vida nos quiera dar.

Como capas de cebolla

El veintiuno de marzo del 2014, día en que cumplí treinta y dos años, me dijeron que ya no necesitaría más quimioterapias. El resultado de mis estudios indicaba que habían sido suficientes.

Sin embargo, aquí no se acababa todavía, me faltaban veintiocho radiaciones y una cirugía más. Recuerdo el día que llegué feliz con el doctor Bastarrachea pensando que ya me daría de alta, y, ¡sorpresa!, había más papel para seguir desenvolviendo mi regalo.

Las radiaciones no fueron tan molestas. El tatuaje que tienen que hacer para delimitar el área sí lo fue. También molestó la quemadura de la parte baja de mi seno tratado.

Con motivo de las radiaciones tuve que vivir un mes en Mérida; viajaba a Chetumal los viernes para dar consulta los sábados, y regresaba en carro en compañía de Ara, el domingo, para continuar con las radiaciones.

El Cáncer puede volverte inútil, débil, dependiente, miedosa y desconfiada si se lo permites. Por ello, después de haber vivido esa experiencia, puedo decirte que nada es más fuerte que lo que hay dentro de tu alma, ni más grande que todo lo bueno que Dios ha puesto en tu corazón, y eso lo llegas a saber hasta que decides amarte y sanar.

Mis nuevas fortalezas

Una vez superado el cáncer, en 2017, corrí media maratón, y hoy me siento más fuerte, paciente, amada y valiente que en ese año; estoy dispuesta a volver a hacerlo algún día.

Gracias al cáncer aprendí a escuchar mis emociones, a sentir y a vivir desde un corazón agradecido y generoso. Estoy segura de que todavía me falta mucho por hacer y por vivir. Después del cáncer decidí que todo sería diferente, que usaría mi experiencia para transmitirla a quien le haga falta y le haga bien. Hoy soy una mujer más fuerte, más entera, y más empática para con la vida de los demás. El cáncer me sacudió desde mis cimientos, y luego me reedificó en una mejor persona, con pies firmes y nuevas fortalezas.

Quiero regalarte algunas recomendaciones:

Lo más importante para mí es decirte que todo viene de adentro, nada de lo que está afuera puede hacerte tanto daño como lo que ya traes en tu interior.

Conocerte, amarte y aceptarte es lo primero y más importante para estar bien contigo misma y bien de salud.

Aprende a escucharte con amor y paciencia.

Confía y cree en ti misma; es increíble todo lo que puedes vivir y sentir cuando te lo permites, y te das el tiempo y la atención que mereces.

Haz más de lo que te gusta, de eso que te hace sentir bien y te agranda el corazón.

Duerme bien, ejercítate al aire libre, y come lo más saludable que puedas.

Rodéate de la gente que te quiere, pero no sigas todos sus consejos, aunque tengan la mejor intención, solo haz lo que tu médico te diga y complementa tu tratamiento con lo que te haga sentir bien y en paz.

Date tiempo a solas para escucharte, para entender lo que sientes y lo que quieres, y poder escuchar siempre a tu corazón.

Sé humilde para aprender y disfrutar de todos los regalos que la vida te envíe.

Deja de pensar que estás sola, hay más gente afuera que necesita de ti y de todo lo que tienes para compartir.

La vida es maravillosa, y por supuesto, también puede ser horrible si así decides verla y vivirla.

Cuida lo que piensas, sé más consciente de lo que dices y de lo que te dices siempre.

Tu primer pensamiento del día hace una gran diferencia, cuídalo, y si es necesario cámbialo, tienes todo el poder y la libertad para decidir hacerlo.

Deja de vivir desde la culpa, no hay culpables, cada quien es responsable de sus decisiones.

Alimenta tus sueños y tu fe cada día.

Se vale tener miedo y estar tristes, pero no se vale quedarse ahí y rendirse antes de tiempo.

Tú puedes con eso y con más, aunque no lo creas, nunca estás sola, existimos muchas mujeres luchando junto a ti, no te dejaremos, te ayudaremos a vivir y a enfrentar esta etapa, y verás que juntas somos más fuertes.

Dedicado con cariño a Bárbara Loria, guerrera maravillosa. Su luz en la Tierra se apagó el nueve de octubre de 2019, pero nos ilumina desde el cielo con su alegría, su valentía, y con el amor intenso que nos compartió hasta su último aliento.

MI FAMILIA ES MI PILAR

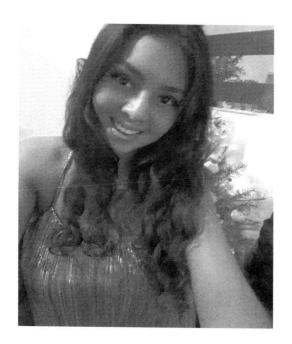

Ana Sugey Guarneros Cerón

Hola, mi nombre es Ana Sugey Guarneros Cerón, tengo veinte años, nací el tres de enero de 2000, en Orizaba, Veracruz.

Mis padres son María Isabel Cerón Pérez y Horacio Guarneros Rodríguez. Tengo un pequeño hermano que se llama Joshua Horacio Guarneros Cerón, a quien quiero mucho; tiene siete años.

Es muy parlanchín, además de ser muy inteligente y amoroso.

Un poco acerca de mi historia superando el cáncer

Yo era una adolescente normal. Tenía catorce años, estudiaba mi tercer año de secundaria, iba a ballet, me encantaba, y me ilusionaba tener mi fiesta de quince años. Deseaba que el baile "en puntas" fuera el protagonista en mi celebración, y estar rodeada de todos mis amigos y mi familia.

Desde que mi abuelita materna, Mave, como de cariño le decía, falleció en 2012, me sentí muy triste y sola; ella era mi segunda madre. Por eso ahora pienso que enfoqué mi atención en lo que me hacía sentir mejor.

A los catorce años mi mundo eran mis padres, mi hermanito, la escuela, mi grupo de amigos, el ballet y los sueños que tenía, como convertirme en una gran bailarina.

Mis pilares fundamentales eran mi familia y mi grupo de amigos, con los que había pasado muchos momentos felices.

Ese mismo año mis amigos tuvieron que irse a estudiar a otras escuelas. Algunos egresaron y otros, simplemente se fueron a vivir lejos. Volví a sentirme sola y comencé a deprimirme. Tal vez era una tontería que me pusiera triste por estar sin mis amigos, pero en el fondo, todavía arrastraba la pérdida de mis abuelitos paternos: en 2008 Isabel Rodríguez, y en 2011, Gustavo Guarneros. No me hacía a la idea de que ya no estuvieran conmigo.

Desde pequeña mostré gran interés por la escuela, así que uno de mis objetivos era sacar buenas calificaciones. Pero, me enfoqué tanto en sacar buenas notas, que llegué al borde de tener muy malos hábitos; no siempre desayunaba en la escuela, y en casa, le daba mi comida al perro, a escondidas, para acabar rápido. Tenía muchos sentimientos negativos que disimulaba con tal de que nadie los viera, más el enojo y la tristeza, lo cual hacía que me esforzara más en la escuela; era una forma de escapar haciendo lo que me gustaba. Además de todo esto, siempre me desvelaba y me estresaba por querer que todo me saliera perfecto. Mis padres me llamaban la atención, pero era obstinada, y seguía haciendo lo mismo todo el tiempo.

Considero que la situación emocional por la que atravesaba, aunada a otros factores, como el no haber estado llevando una buena alimentación y tener antecedentes familiares con padecimiento de cáncer, fue lo que me hizo caer enferma.

Así comenzó todo

Empecé a experimentar pequeños mareos al levantarme de la cama o de cualquier otro lugar. Después, comencé a sentir leves dolores de cabeza que al paso de los días iban aumentando y cada vez eran más difíciles de aliviar. Mis padres me llevaron con diferentes médicos, pero no lograban dar con el motivo de mis síntomas. Mientras tanto, traté de seguir haciendo mis actividades con normalidad, traté de no faltar a mis clases de la escuela, ni de ballet. Pensábamos que lo que tenía era algo pasajero, tal vez anemia, como había dicho un doctor. En algún momento me llevaron con un otorrinolaringólogo y me hizo un lavado de oído, pero el problema continuó.

Días después los síntomas fueron más severos. A partir de esos momentos, además de los mareos y el dolor de cabeza, empecé con vómitos y fiebres, pérdida del equilibrio y problemas para caminar; sentía como si el piso se me moviera. Los primeros síntomas comenzaron a aparecer a mediados de noviembre del 2014, y los síntomas más fuertes, se presentaron a finales de noviembre del mismo año.

Recuerdo que era lunes uno de diciembre de 2014, un día lluvioso, ya con mucha angustia y desesperación, mi papá solicitó permiso en su trabajo para llevarme a consultar con el doctor Francisco Javier Guillermo Denis, de la clínica Pasteur, acá, en Chetumal, pero él tenía muchos pacientes en espera, y le pidió a su colega y esposa que me atendiera. La doctora me hizo pruebas de equilibrio, de la vista, y de reflejos. Luego, tras un breve intercambio de palabras con el doctor Denis, ambos llamaron a mis papás y les indicaron que me tenían que realizar, urgentemente, una tomografía craneal contrastada.

Para cuando concluyó la consulta ya pasaban las dos de la tarde. De inmediato, mis padres me trasladaron a la clínica del ISSSTE y solicitaron consulta en el área de Urgencias.

Por múltiples charlas con mi papá, sé que después de ingresarme a Urgencias, el médico en turno ordenó la realización de una tomografía craneal y fui trasladada, en una ambulancia, a la clínica privada Carranza, con carácter de emergencia. Más tarde regresamos a la clínica del ISSSTE, y con el apoyo de la trabajadora social, se logró contactar con el doctor Cámara; el neurólogo, en ese momento, del ISSSTE de Chetumal, para que pudiese darse el tiempo y valorara el estudio. Esa misma tarde el doctor Cámara acudió a la valoración, determinando que se trataba de un tumor alojado en el cerebelo, y que requería de un traslado inmediato al Hospital Regional del ISSSTE, en Mérida, Yucatán, por lo que se hicieron los trámites administrativos y preparativos para mi traslado.

La interpretación de la tomografía reveló que sufría hidrocefalia[3] obstructiva, provocada por la presencia de una masa ovalada

---

[3] La hidrocefalia es una acumulación de líquido cefalorraquídeo (LCR) dentro del cráneo, que lleva a presentar inflamación del cerebro.

ubicada en la fosa posterior del cráneo; en donde se encuentra el cerebelo. El doctor les explicó a mis padres que este tumor tenía que extraerse de inmediato. Esta noticia tomó por sorpresa a toda la familia: tíos, primos y hermanos de mi padre.

Rumbo a Mérida de emergencia

Mis papás tomaron la decisión de viajar en el auto de la familia detrás de la ambulancia, durante la madrugada que se realizó el traslado. El tío José Luis, primo político de mi papá, se ofreció a acompañarnos y viajó conmigo en la ambulancia.

Para entonces yo ya no soportaba tener los ojos abiertos, por el dolor de cabeza tan fuerte que tenía, y me dieron un leve sedante. A las cuatro de la madrugada llegamos a emergencias del Hospital de Especialidades ISSSTE en ciudad de Mérida. Fui ingresada a piso por la tarde-noche. La parte más frustrante y triste de ese momento, aunada al dolor físico, fue cuando me raparon, acción que de igual modo fue dolorosa. Que una adolescente se desprenda de su larga cabellera, es realmente triste.

El dos de diciembre del 2014, fui intervenida para la colocación de una válvula ventriculoperitoneal, que iba desde mi cabeza hasta mi abdomen, y que drenaría todo el líquido cefalorraquídeo de mi cráneo; de esta manera, el cerebro podría desinflamarse, para que en días posteriores me realizaran la cirugía de extirpación del tumor. Ya en un cuarto del hospital pude ver a mis papás, quienes estaban muy preocupados por mí. Mientras me hablaban, me di cuenta de que ya no me dolía la cabeza. Entonces, muy animada, les pregunté si ya nos podíamos ir, pero me dijeron que todavía no, porque el doctor tenía que revisarme.

Por mi mente no cruzó el pensamiento de que pudiese morir a razón del cáncer, porque en ese momento no sabía exactamente lo que implicaba, y mucho menos que lo tenía.

Una semana después ya estaba fastidiada de estar acostada sin poder hacer otra cosa. Durante esa semana llegaron muchas personas a visitarme. No entendía por qué me veían con cara de angustia; mi mamá solo me decía que estaban preocupadas por mí.

Mis papás me explicaban que estaba en el hospital solo para "sacarme una bolita de la cabeza y ya nos podríamos ir". Hasta ese momento ellos no sabían a ciencia cierta qué tipo de tumor se alojaba en mi cabeza, ni que era canceroso, y tampoco deseaban que me afligiera más o temiera por mi vida, así que trataban de no trasmitirme inseguridad o miedo.

Una noticia inesperada

También me visitaban muchos médicos; uno tras otro. Un día llegó uno y se sentó en la orilla de mi cama y me dijo: "Hola. Soy el doctor Pablo González, y soy el oncólogo pediatra que atenderá tu cáncer"; noticia que fue tan inesperada para mí, que solo dirigí la mirada de desconcierto a mi mamá. Me había quedado sin palabras.

Mi madre, muy molesta, solicitó al doctor que salieran al pasillo a platicar y que le explicara, de forma más personal, el motivo de su presentación tan sorpresiva. Escuché, a lo lejos, que ella le reclamaba no tener el tacto para dirigirse a un enfermo, y que ignoraba por qué fue llamado para atenderme, si aún no se habían realizado la extirpación del tumor ni la biopsia, como para saber si ese tumor era benigno o maligno. El doctor le explicó que todo tumor alojado en el cerebelo ya es cáncer, y solo les faltaba saber en qué fase se encontraba, y que yo debería enterarme de mi situación real para que pudiera enfrentar y cooperar con el tratamiento.

Al escuchar esto me enojé mucho porque me habían mentido, pero mi mamá me convenció de que el doctor se había confundido de paciente.

Un día, mi tía Elba, quien también es mi madrina, llegó al hospital. Había viajado desde Orizaba, Veracruz, para apoyar a mi mamá con mi hermanito y también para verme. Al verla me puse muy feliz, pero me pregunté, ¿por qué ahora sí vino, si ella nunca había querido venir?, pero después se me olvidó. Ella era muy linda conmigo y me hacía reír bastante.

Dos días antes de mi segunda operación, que era la más importante, mi tía llegó a decirme que ya se tenía que ir para cuidar a mis primos; yo aún no sabía el día de mi operación. Por las noches lloraba en silencio preguntándole a Dios por qué esto me tenía que pasar a mí.

No me gustaba ver a mis papás turnándose para poder estar conmigo, ellos no me lo decían, pero yo sentía que estaban sufriendo. Una noche, antes de que me operaran, ellos hablaron conmigo para que estuviera tranquila, después cené y me dormí. En la madrugada llegaron unas enfermeras que me despertaron para volverme a rasurar el poco cabello que me había crecido. Como tenían prisa, apenas si mojaban la rasuradora, y cuando me la empezaron a pasar por la cabeza, yo gritaba porque me lastimaban; llegaron a sangrarme.

Momento crucial

La mañana del ocho de diciembre de 2014 me realizaron la cirugía para extraer el tumor. Las enfermeras y el pediatra pasaron por mí para llevarme al quirófano. Pude despedirme de mis papás, me dieron la bendición y me acompañaron hasta el área de quirófanos. Mucho después, ellos me platicaron que el neurocirujano les comentó, una noche antes, que la cirugía era muy riesgosa, que había un 70% de probabilidades de que no saliera con vida, porque muy cerca del cerebelo hay una zona muy delicada que regula la respiración, el sueño profundo, y el corazón, entre otros, y que cualquiera de ellos podría fallar al momento de retirar el tumor, y que si sobrevivía, permanecería en coma por lo menos tres días, pero si pasaban más de tres días, sería muy poco probable que despertara, porque seguramente tendría daños neurológico, fisiológico y psicomotor. Muchas personas oraron por mí desde sus distintas religiones. Gracias a Dios y a las manos tan precisas del neurocirujano que me operó, hoy puedo relatar mi testimonio.

Después de la cirugía estuve en terapia intensiva con muchas mangueras y el respirador artificial, y recibía tres visitas de mis padres al día. Estaba inconsciente, pero me platicaron que para ellos fue el momento más estresante, dada la advertencia médica de que pudieran fallar algunas de mis funciones vitales. Desperté al tercer día, en la última visita, a las once de la noche, el día once de diciembre. Es horrible estar intubada y con mangueras por todo tu cuerpo. Cuando desperté, mi papá estaba a lado mío y yo quería hablarle, pero no podía, fue una sensación espantosa.

Al siguiente día estaba adolorida, pero feliz, porque significaba que ya sólo faltaba recuperarme y ahora sí me iría. Así que le eché muchas ganas, a pesar de que sentía que mi cabeza se iba de lado, pues me faltaba la parte posterior de mi cráneo;

situación que me obligaba a mantenerme la mayor parte del tiempo acostada; solo me ponía de pie por unos breves instantes. Afortunadamente mi recuperación fue rápida y me dieron de alta; las pocas veces que me levanté, mientras estuve ahí después de la cirugía, sentía que me caía y, además, me iba de lado. Salí del hospital el día diecinueve de diciembre, justo a tiempo para celebrar la Navidad; tal vez no en mi casa, pero sí junto con mi familia.

Supe la verdad

Tres semanas más tarde, justo el día de mi cumpleaños número quince, me realizaron una resonancia magnética que duró casi tres horas; estudio solicitado por el oncólogo pediatra Pablo González, para determinar si no tenía metástasis en la medula espinal. Esa misma semana tuvimos cita con el oncólogo pediatra, y ahí me enteré de que sí tenía cáncer, pues el doctor me habló directo y me lo dijo como resultado de los análisis patológicos practicados a los restos del tumor retirado de mi cabeza, dando como diagnóstico: "Tumor cerebelar: Meduloblastoma desmoplásico fase 4". En ese momento me sentí muy mal y se me desencajó la cara de felicidad, porque, de verdad, había creído que después de esa consulta me podría ir a casa tan tranquila porque todo habría terminado. Sin embargo, no me puse a llorar, solo fingí que ya lo sabía. El oncólogo nos explicó a mis padres y a mí cuál sería el tratamiento que llevaría, durante cuánto tiempo, y los efectos que tendría.

De acuerdo con los estudios que me realizaron, el doctor consideró que el tratamiento comenzaría con radioterapia con uso combinado de Vincristina y Temozolamida, como radiosensibilizadores.

Desde un inicio se dispuso que este tratamiento se llevara a cabo en un centro especializado en radiaciones para pacientes con diagnóstico de cáncer, llamado Oncología Radiante, lugar subrogado por el ISSSTE, en ciudad de Mérida. Les informaron a mis padres que serían veinticuatro sesiones; una diaria de lunes a viernes, y que comenzarían el doce de enero, y finalizarían el diecisiete de febrero del 2015.

La etapa de las radiaciones

Diario despertaba ya no esperando mi entrada a clases, sino a una ambulancia que me trasladaba, acostada en camilla, a mis radiaciones. Cada día que pasaba, una parte de mí sentía más lejana la posibilidad de sanar. Era como una película de terror, en la que siendo yo el personaje central, sentía que nunca se acabaría. Por otro lado, miraba a todas las personas que me apoyaban y me querían. Pensaba mucho en mi papá, en mi mamá y mi hermanito. Eran tantos sentimientos encontrados. Yo quería vivir. El doctor y mi mamá una vez me dijeron, aunque sonó crudo, pero era la realidad, que tenía que decidir entre dejarme morir o luchar, entonces, me aferré a la vida.

Pasaban las semanas y yo me sentía pésima. Las pastillas que tomaba, a la par de las radiaciones, me hacían vomitar hasta catorce veces al día, de manera que el médico tuvo que retirármelas, porque de tanto que vomitaba ya no comía; aparte de que la boca me sabía a metal (efecto de las radiaciones). Debo confesar que hubo días que pedía que me mataran. Más bien gritaba; creí haber llegado a mi límite.

El diecisiete de febrero, que sería mi último día de radioterapia, desperté temprano, desayuné rápido, y me alisté para cuando llegara la ambulancia; que a diario nos llevaba y traía. Más tarde, cuando salí de la sesión, me enteré de que me habían aumentado el número y me faltaban diez más. En ese momento odié al personal de oncología por programarme más sesiones de radioterapia. Claro, yo no estaba consciente de que no lo hacían a propósito.

Fui canalizada con la psicóloga de ese mismo centro de radiación por los médicos físicos, debido a que tenía ataques de ansiedad y llanto en la plancha de radiaciones, y ello no me permitía quedarme quieta, y no querían que la radiación dañase otros órganos.

Un rayo de luz

Por esas fechas supimos de la existencia de una fundación donde atendían a enfermos de cáncer llamada FUNDABIEN, Fundación para el Bienestar Natural, A.C., ubicada en San José, Baca, Yucatán, a unos cuarenta kilómetros de Mérida.

Esta fundación atiende gratuitamente a personas con cáncer, principalmente de escasos recursos económicos, y ofrece apoyo alternativo al tratamiento médico, consistente en sesiones de frecuencias electromagnéticas, que revitalizan células sanas, además de ofrecer apoyo psicológico, espiritual, emocional y nutricional, cuando la condición del enfermo no permite más esperanza. Esta fundación totalmente gratuita y sin fines de lucro, fue creada por el señor Laurent Chabres, personaje altruista de origen argelino y francés, que ha luchado y superado tres veces el cáncer. Tuve una buena experiencia en este lugar, sumamente tranquilo y armonizado, con un ambiente agradable e indicado para sanar.

Esta fundación cuenta con un biólogo molecular, una nutrióloga, una psicóloga, una tanatóloga, una enfermera, y un maestro de Chin kung, que me hicieron sentir muy bien en las ocasiones en que tuve oportunidad de asistir de la mano de mis padres. Allí, el biólogo molecular, me comentó que el cáncer es reversible cambiando mi alimentación por granos, semillas, frutas y vegetales crudos.

Tuve sesiones con cada uno de los especialistas, además, la fortuna de platicar con el fundador, un señor muy sabio; gracias a él aprendí que tengo que disfrutar cada momento de mi vida y tengo que dejarme llevar como hoja seca en un río. Le agradezco mucho a don Laurent por todas sus enseñanzas, y por hacerme ver la enfermedad, y sobre todo la vida, desde otra perspectiva.

A partir de que comencé a acudir a este lugar, comprendí que tenía que tomar todo lo que pasaba sin angustiarme y las diez radiaciones se me hicieron más soportables. Las sesiones de radioterapia acabaron, por fin, el cinco de marzo del 2015.

¿Y ahora las quimios?

El tratamiento de radiaciones incluyó un período de residencia en Mérida, hasta julio de 2015; visitas de chequeo con el neurocirujano y el oncólogo, con sus respectivos estudios de tomografías, resonancias magnéticas, análisis sanguíneos, medicaciones, valoraciones, entre otras implicaciones.

Cuando concluyeron las radiaciones mi peso era de treinta y siete kilos; perdí el cabello por completo, y me fue muy difícil hacerme a la idea de que había perdido un año de escuela.

Mi aspecto había cambiado bastante, por lo que mucho tiempo estuve deprimida. Al escuchar a mis papás hablar del tema me preguntaba, ¿por qué a mí?

Al concluir mi tratamiento de radioterapia me esperaba el tratamiento de quimioterapias, situación que me aterraba porque la radiación me había dejado cansada, adolorida, devastada; y, honestamente, sentía que si me sometían a las quimios ya no podría resistir.

Estaba consciente de que me estaba yendo poco a poco, así que les hice dos peticiones a mis padres; fue difícil para ellos escucharlas, pero tuve que hacerlas porque sentía ya no tener fuerzas. Les dije que mi deseo más grande era volver a ver a mi hermanito, que en ese tiempo tenía un año ocho meses, y que por no tener nosotros familia que viera por él ni en Mérida ni Chetumal, había tenido que llevárselo mi tía a nuestra tierra natal, Orizaba, Veracruz.

Y también les pedí que ya no me sometieran a las quimioterapias, y que el tiempo que me quedara lo emplearan en buscar otra opción para recuperar mi salud. Supongo que fue difícil para mis padres asumir y decidir en esta situación, pero lo hicieron y renunciaron a las quimioterapias; lo que ocasionó críticas y sanciones por parte de familia, amigos y principalmente de los propios médicos, pero estaban determinados a cumplir mi deseo. Recuerdo el momento en que me dijeron: "Nos vamos a Chetumal", sentí una enorme felicidad.

¡De nuevo en mi hogar!

Ya en casa, mis padres comenzaron a cambiarme la alimentación: no lácteos, no carnes. Mi dieta se basaba en vegetales crudos, frutas, granos, semillas, y un suplemento alimenticio para elevar mi sistema inmunológico; mis papás se pusieron a investigar para poderme ayudar desde sus posibilidades. Lo mejor de ese momento fue la actitud positiva de todos, y asumir que tuve un tumor. Tuve cáncer, pero ya no lo tenía, así que, según yo, ya no tenía cáncer.

La emoción de ir a Orizaba por mi hermanito me motivaba cada día a poner todo de mí, aún con las secuelas de la radiación. Estaba convencida de que lo lograría.

Fuerza de voluntad, disciplina, amor y actitud positiva, fueron mis bases para lograr levantarme definitivamente y continuar, pese a todo lo adverso.

En el mes de agosto de 2015, por fin se dio el viaje a Orizaba. Cuando por fin estuvimos juntos los cuatro, me sentí muy optimista y con más ánimo para seguir recuperándome.

A mediados de abril de 2016, reingresé al hospital Regional del ISSSTE, en Mérida, por un problema de infección y de fuga de líquido cefalorraquídeo de la válvula; presenté síntomas severos que me mantuvieron internada de nuevo y muy delicada, a punto de la meningitis. Nos dijeron que esto ameritaba una cirugía de recolocación de la válvula en mi cráneo. El neurocirujano que me empezó a dar seguimiento fue otro diferente al que me operó para retirarme el tumor, eso me desanimó un poco, porque pensé que tendría que empezar de nuevo, sobre todo, por la confianza, el agradecimiento, y la sensación de abandono de quien prácticamente me salvó la vida en el quirófano. Entonces, me asignaron a un nuevo doctor, el neurocirujano Luis Alberto Ramírez López, quien de inmediato me inspiró mucha confianza y respeto. Finalmente él realizaría la cirugía de recolocación de la válvula.

Los neurocirujanos indicaban la válvula de derivación-ventrículo-peritoneal; un dispositivo con el que tendría que vivir por mucho tiempo, mejor dicho, por siempre, situación que mi mamá no aceptaba, porque en repetidas ocasiones ese dispositivo me había causado molestias y exponía mi calidad de vida.

Los meses siguientes fueron de vigilancia, atención y control, sin embargo, siempre en la búsqueda de respuestas, mis padres contactaron a dos neurocirujanos más; uno de ellos pediátrico, de origen cubano, quien dijo que definitivamente esa válvula era para siempre. El otro neurocirujano era de Belice, y confirmó el diagnóstico: la válvula tendría que ser para siempre, porque había posibilidades de que a los dos años volviera el tumor, así que ya no insistimos y nos enfocamos en mantenerme lo más sana posible.

¡Sin válvula al fin!

Ya caminaba y hasta iba a la escuela; eso me animaba, pues no me sentía como una enferma terminal. Yo me sentía sana y para mí el cáncer ya no existía.

En diciembre de 2017 volvieron las complicaciones con la válvula. El neurocirujano Luis Alberto Ramírez López, me informó que se tendría que realizar una recolocación por tercera vez; volverla a insertar por otro espacio de mi cabeza. O sea, por aquellas fechas yo iba a tener tres orificios craneales.

Sentía miedo y angustia. No deseaba volver a sentir dolor ni volver al quirófano. El doctor tomó la decisión de realizar una prueba antes de recolocarme la válvula. El día dos de enero de 2018, fui ingresada al quirófano para la recolocación de la válvula, pero para sorpresa del neurocirujano mis ventrículos craneoencefálicos estaban funcionando correctamente, y la manguera ya se había desconectado de uno de esos ventrículos, así que tuvo que dejarme en la clínica una semana para realizarme tomografías y determinar que todo estaba correcto, para poder explicar el motivo por el cual estaba retirando dicha válvula, en lugar de recolocarla. El día tres de enero es mi cumpleaños. Sentí que el mejor regalo que el doctor me dio fue ser una chica libre; ya no era biónica. A partir de ese momento comencé una nueva vida. Cada día fue mejor al anterior.

En el año 2015, en plena recuperación, había concluido exitosamente mi educación secundaria. Después, ingresé al Colegio de Bachilleres, Plantel 1, de Chetumal, Quintana Roo, y concluí esta etapa de mi formación en el 2019. Actualmente curso el cuarto cuatrimestre de la licenciatura en psicología clínica, que con todo mi esfuerzo y dedicación espero concluir.

Una nueva vida

Hoy día me encuentro saludable. Tengo equilibrio, tengo flexibilidad, camino perfectamente y hasta corro; nunca más me volvieron a poner la válvula. Estoy con mis capacidades mentales y fisiológicas funcionando de forma correcta. Me habían advertido que tendría problemas a causa de la radiación en muchos órganos vitales como ojos, pulmones, intestinos, medula espinal, y todos por donde pasó la radiación, pero desde el principio procuré una desintoxicación de mi cuerpo, así que hoy mis órganos están sanos.

Con esta enfermedad aprendí que la alimentación, el control de las emociones, el ejercicio físico, y la salud espiritual, nos llevan a un equilibrio en nuestro cuerpo llamado salud.

También aprendí que no hay nada más valioso que la salud. Invertirnos tiempo, dinero y esfuerzo no es en vano, es amor propio. Nuestro cuerpo es el vehículo que Dios nos dio, y si no lo cuidamos, ¿a dónde nos iremos a vivir?

Hoy tengo vida de calidad. Vivo "un día más", y cada día es una nueva oportunidad que mi Creador me permite. Pese al pronóstico y diagnóstico de los médicos de que el tumor volvería a los dos años, hoy, a más de cinco años, casi seis, no ha vuelto.

Cuido lo que como, lo que pienso y lo que siento.

Aquí estoy y aquí estaré, porque quiero ayudar a más gente a que entienda que la palabra cáncer no siempre significa muerte. Espero que mi testimonio de esperanza, fuerza y fe para no rendirse nunca, y que también sirva como mensaje para aquellas personas que atraviesan momentos difíciles, como yo los atravesé, y que nada las detenga, ya que todo es posible si se lo proponen y reciben el apoyo adecuado.

Agradezco a las personas que contribuyeron a la recuperación de mi salud

Primero, gracias a Dios por darme la oportunidad de volver a vivir.

Gracias a mis neurocirujanos, doctor Rabanales y doctor Luis A. Ramírez López, por sus manos mágicas y su gran capacidad.

Señora Esther Salazar (mamá Esther), por atenderme con tanto cariño y dedicación, muchas gracias.

A la familia Mota Rivero y Rivero Heredia, por abrirnos las puertas de su casa para que yo pudiera pasar ahí mi proceso de enfermedad. Muchas gracias, sin ustedes no hubiera sido posible mi estancia en Mérida, y sin su cariño, no hubiese sobrellevado esta enfermedad.

Gracias a mi tía Rosa Elba Cerón Pérez por cuidar de mi hermanito, y por su compañía en los momentos más difíciles dentro del hospital.

Gracias a mi querida prima Scarlett Hernández Villamar, por venir de tan lejos y asistirme en mis momentos más difíciles, con sus cuidados llenos de paciencia y amor.

Yunué Miravete Reyna, mi amiga, casi hermana, gracias por estar al lado mío todo el tiempo, sacrificando días con tu familia; tu presencia hizo menos difícil mi enfermedad.

Gracias al señor Geovani Contreras y familia, por las facilidades que nos brindaron para nuestra estancia en Mérida.

Gracias al licenciado Jesús Rodríguez Herrera, por depositar su confianza, apoyo y fe en mí.

Para la señora Ignacia Cortez Zavala, mi amor y mi agradecimiento por su tiempo, apoyo y amor de abuela en esos días tan difíciles para mí.

Agradezco infinitamente al señor Laurent Chabres, y a cada uno de los miembros de la Fundación para el Bienestar Natural, A.C., por su apoyo y cercanía.

A mí pequeño hermano Joshua Horacio Guarneros Cerón (y digo mi pequeño, porque para mí siempre lo será). Te agradezco haber sido tan fuerte a tan corta edad, y por haber llegado a mi vida, fuiste el gran motivo para luchar; yo quería estar a tu lado. Sé que cuando crezcas leerás este testimonio. Te agradezco todo el amor que me demuestras a diario. Cuando crezcas seguirás amándome como yo a ti, estoy segura, porque será tu respuesta a todo el amor fraternal que alimenté desde pequeño en ti. Te amo infinitamente, hermanito.

Y, finalmente, quiero agradecerles a mis muy amados padres Horacio Guarneros Rodríguez y María Isabel Cerón Pérez, por su apoyo y amor incondicional, sobre todo, en esos momentos tan horribles y difíciles por los que pasé.

Sé que no solo para mí fue difícil, sino también para ustedes. No puedo imaginarme el dolor tan grande que es ver a un hijo al borde de la muerte. Jamás tendré cómo agradecerles todo el amor que me han dado, todo el esfuerzo, sacrificio y el coraje con el que han luchado para mantenerme con vida y a su lado. Quiero que sepan que los amo infinitamente y prometo siempre honrarlos, sobre todo, con los valores que me enseñaron, así como hacerlos sentir orgullosos con mis acciones y decisiones a lo largo de mi camino.

Les debo la vida. Los amo infinita y eternamente. ¡Siempre estaré para ustedes!

MI VIDA EN TUS MANOS

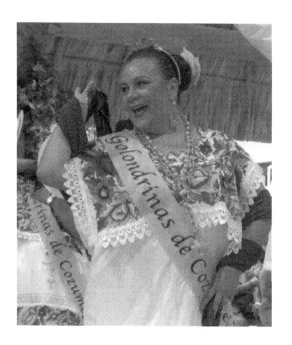

Mtra. Minerva Marí Hadad

Nací en Cozumel, Quintana Roo, el cinco de noviembre de 1966, en el seno de una familia tradicional y católica. Soy hija mayor de cinco hermanos. Mis padres son Pedro Antonio Marí Angulo y Candy Hadad Mac. Tuve una juventud tranquila y de mucho trabajo en los negocios familiares. Mis papás tenían una tienda de abarrotes y pastelería, así como una tienda de artesanías mexicanas. Realicé mis primeros estudios en mi natal Cozumel, y posteriormente, en la Ciudad de México, efectué estudios en pedagogía e hice prácticas, que me llevarían poco después al ámbito profesional en mi terruño.

En 1992 desempeñé mi primer trabajo formal en el Museo de la Isla de Cozumel, como coordinadora de Ecología y Educación Ambiental. Años después fui coordinadora de Servicios Educativos, y los últimos años en el Museo fungí como subdirectora de Pedagogía y Asistencia Social. En el 2008 me invitaron a crear la Dirección de Cultura del municipio.

El presente

Soy casada con Alberto Angulo Sauri, tenemos dos hijos: Lucía del Mar y Paul André; casado con Gaby. Además, un hermoso nieto de cuatro años, llamado Marcelo, y los bellos y pequeños Alberto y Adelita, de un año de edad.

Del 2011 a la fecha trabajo como directora de la Casa de la Cultura de Cozumel. Gracias a Dios los veinticinco años que llevo de vida laboral han sido intensos, y han estado dedicados al arte y a la cultura: soy gestora cultural de profesión y artista plástica por devoción. Resido en la Isla de Cozumel con mi familia y continúo trabajando, a pesar del abrupto suceso en el que mi vida dio un gran giro.

Sí, ¡un gran giro! Ocurrió lo que pensé que nunca me pasaría, pero me sucedió.

Antecedentes

Desde hace aproximadamente quince años, acostumbro a dejar una parte de mi sueldo para mis estudios ginecológicos de rutina. Viajo a la ciudad de Mérida sin falta, año tras año, en el mes de agosto.

No puedo decir que nada me dio señales porque sí las tuve; el giro del que les platicaré fue a partir de febrero de 2016, seis meses después de haberme realizado los últimos estudios ginecológicos, pero, siempre hay un, pero, los seres humanos no aprendemos a conocer nuestro cuerpo, y menos sus avisos. Siempre está de por medio el "no creo que sea" o, "lo vemos después" o, "eso no va a sucederme a mí"; no debemos ser tan tercos.

Era tal mi seguridad y tranquilidad por los resultados de los estudios ginecológicos anteriores, que ni siquiera me pasó por la cabeza que pudiera ser cáncer.

En la Isla visité al gastroenterólogo de forma particular, a causa de molestias en el vientre e intestinos; me diagnosticó una fuerte gastritis y me dio un tratamiento, que decidió con solo haber utilizado el estetoscopio.

El tiempo pasó y los medicamentos no funcionaron. Regresé varias veces con el gastroenterólogo. En dos ocasiones me cambió el tratamiento, usando solamente su estetoscopio para diagnosticar y algunas preguntas. Llegó un momento en el que me sentí tan desesperada por no sentir mejoría, que decidí cambiar de médico y consultar con un internista, quién después de haber escuchado mi calvario, me cambió los medicamentos y me fui a casa esperanzada.

Los días pasaban y yo me sentía igual. Regresé con el internista. No podía estar pasándome esto. No me permitía enfermarme. Tenía mucho trabajo en la Casa de la Cultura, muchos eventos por realizar, compromisos sociales, el peso de una exposición pictórica en puerta, y debía terminar algunas obras.

A esas alturas estaba preocupada pensando que se pudiera tratar de una úlcera en el esófago o algún problema en los pulmones; eso era lo que sentía, porque llevaba muchos años fumando uno o dos cigarros al día.

Infinidad de veces me había topado con las terribles fotografías en las cajetillas de cigarros y sus textos tan reales, pero a la vez tan lejos de mí. Además, había leído decenas de veces artículos en los que se aseguraba que fumar acelera el ritmo cardiaco, el metabolismo, y la posibilidad de adquirir cáncer; pero todo eso estaba muy lejos de mí.

Al internista le manifesté mi preocupación por el asunto del dolor en el área del esófago cada vez que respiraba. Le informé que no había mejoría, y le confesé que era fumadora. De inmediato me hicieron, ahí en la clínica particular, una radiografía de tórax. El resultado arrojó que mis pulmones no tenían afección. Pero él detectó algo; se quedó mirando fijamente la pequeña área del estómago que se alcanzaba a visualizar. Manifestó que no era normal que se viera tan engrosado, y me envió a realizar una endoscopia. Dijo que no era urgente, y me dio un nuevo tratamiento para la gastritis.

En esos días eructaba mucho, hasta cuando hablaba me sucedía. El médico internista sugirió que me realizara una endoscopía en Mérida apenas tuviera la oportunidad de viajar. Le dije que en dos meses lo haría, aprovechando que tenía que llevar a mi hija a instalarse para sus estudios en la Universidad de aquella ciudad.

Mis malestares empeoraron: Tenía el vientre inflamado y con dolor, además de reflujo gástrico, diarreas, y la sensación de tener una úlcera en el tracto digestivo. Cada vez que respiraba me dolía más el esófago, de manera que tuve que buscar ayuda en la clínica del ISSSTE, en Cozumel, para realizarme la endoscopia, ya que por cuestiones de trabajo no podía viajar a Mérida antes de lo previsto.

Después de un mes de hacer trámites en el ISSSTE, y con el diagnóstico del internista particular en mano, me subrogaron y me realizaron la endoscopía en una clínica particular de Cozumel, por una cirujana gastroenteróloga.

A los pocos días me entregaron el resultado: Helicobacter pylori, una bacteria que todos los seres humanos tenemos, según me informó el médico internista, pero que en mi estómago había un poco más de lo normal.

Recibí un tratamiento muy fuerte por dos semanas, durante las cuales, junto con las bacterias se eliminó también mi flora intestinal, por lo agresivo de éste.

Mientras tanto, cada vez me sentía peor, mis sentidos estaban alertas, a todo lo que daban, tratando de ubicar cada mañana alguna leve mejoría, pero todo seguía igual. Se sumaba el ardor que me quemaba por dentro. Sentía que la vejiga me iba a estallar. Además, experimentaba mucho cansancio, pero lo más extraño de todo fue la pérdida del apetito. Confieso que soy de buen comer. La buena comida y las harinas eran mi adicción, por ello llamó mi atención que con cantidades pequeñitas de alimento me sentía satisfecha.

A pesar de los fuertes malestares y la quemazón interna, logré terminar el tratamiento, pero no hubo mejoría. Pensé que al pasar los días me iría sintiendo mejor, pero no sucedió.

Como mencioné, uno de los placeres de mi vida es comer, y resulta difícil disciplinarme con los regímenes alimenticios, así que me extrañó cuando me percaté, entre el sentirme mal, la carga de trabajo, y los quehaceres del hogar, de que había bajado unos cuantos kilos y que mis raciones de alimento eran más pequeñas cada día. Los problemas gastrointestinales, con todas sus consecuencias, llevaban un buen tiempo. Me dije que las pérdidas de peso y apetito eran a causa de la famosa bacteria; cosa que el médico internista respaldó.

En espera de sentirme mejor llegó agosto, acompañado de mi período vacacional, e inicié los preparativos para llevar a mi hija Lucía a la ciudad de Mérida y acomodarla en el cuarto de renta que ocuparía durante su estancia universitaria. Me programé con la pequeña mudanza y concerté las citas anuales para mis estudios protocolarios como el Papanicolaou (La prueba de Papanicolaou llamada así en honor de Georgios Papanicolaou, médico griego que fue pionero en citología y detección temprana de cáncer, también llamada citología vaginal, que es una exploración complementaria que se realiza para diagnosticar el cáncer cervicouterino), la mamografía y los ultrasonidos de mamas y endovaginal.

El diagnóstico

Ya en la Ciudad de Mérida, mi hija y yo, durante tres días hicimos lo necesario para su acomodo, al mismo tiempo que me realizaban los estudios ginecológicos de rutina. Todo fluía conforme lo planeado, pero con el dolor constante en la pelvis; pensaba que mi vejiga estaría caída. Planeé comentarle al ginecólogo en el momento en que le llevara los resultados de la mamografía y el ultrasonido mamario.

Finalmente, el día de la cita llegó. Mi médico me recibió y revisó detenidamente las imágenes y los textos que acompañaban los estudios. Considero que para todas las mujeres estos momentos son similares e inexplicables; tienen un poco de suspenso y angustia, hasta oramos por que los resultados sean favorables.

El médico dijo que todo se veía normal, me hizo algunas preguntas de rutina, y me pasó al pequeño cuarto de revisión, en el que su enfermera asistente esperaba con mi expediente en mano.

Mientras me ponía la bata me sentía tranquila por lo que acababa de escuchar; que todo se veía bien, aunque el dolor pélvico me estaba molestando mucho en ese momento.

Me recosté y el ginecólogo inició la siguiente parte del estudio: el ultrasonido endovaginal. Diez segundos después, intempestivamente, se levantó de su banquillo y con voz muy nerviosa, sin dejar de observar la pantalla que se encontraba a un costado de él, me preguntó si tenía molestias o algún dolor. Le dije que tenía mucho dolor, pero que supuse que era mi vejiga caída por cargar maletas y cajas.

Los cuestionamientos de mi médico no paraban mientras me apretujaba y sumía mi vientre bajo. Me preguntó de tiempos, de síntomas, de sensaciones y de malestares previos. Se dirigió hacia la meseta del instrumental y revisó mi expediente de arriba abajo, sin dejar de mover la cabeza en forma de negación. Le pregunté qué sucedía y él continuó revisando el expediente, volvió a analizar la pantalla, y me respondió con otra pregunta: "¿Cuándo regresa usted a Cozumel?" "Mañana mismo", le respondí.

Le pregunté qué había visto en el ultrasonido y me respondió con una indicación: "Usted no puede regresar mañana a Cozumel, necesita hacerse unos estudios específicos y mayores; avísele a su esposo que mejor venga". "¿Qué está pasando? Me pide usted que venga mi esposo y se nota alterado", argumenté. Él me informó que no podría decirme más hasta que estuvieran los resultados de los estudios.

Mientras hacía la llamada a mi esposo para informarle, sentía que mi corazón rompería mi pecho. En tanto, el médico elaboraba muchas órdenes de estudios de laboratorio y de nuevos ultrasonidos. Mi hija me hacía señas preguntando qué sucedía, y de la misma manera le respondía que no sabía, pero dentro de mí, y conociendo al doctor, sabía que algo no estaba bien.

Mi esposo salió de inmediato para Mérida; las horas se me hicieron eternas hasta su llegada.
Al día siguiente dio inicio la serie de estudios, que el doctor me pidió solicitar con calidad de urgente. Yo debía enviarle fotos en cuanto tuviera los resultados y así lo hice. Veinte minutos después me llamó para solicitarme una resonancia magnética; él ya había apartado mi cita. No fui sola, mi esposo y mi comadre Candy Arjona me acompañaban esa tarde.

Llegamos a la resonancia, que sería lo primero. El director del área nos llevó a su oficina y nos explicó que ya no se haría por indicaciones del grupo de médicos que estaban viendo mi caso; esto me asustó más. Él mismo nos encaminó hacia el módulo de tomografía. Pocos minutos después ya se encontraban allí el técnico, un patólogo y el médico especialista en radiología. El estudio fue muy doloroso. Sin anestesia tomaban muestras de líquidos, hígado y algunos otros órganos con agujas muy largas, y al mismo tiempo, la máquina emitía un aullido. El patólogo recibía las muestras y decidía si eran buenas o no. Las lágrimas resbalaban sin parar a los costados de mi rostro, cientos de preguntas sin respuesta invadían mí cerebro; no podía moverme, ni respirar.

Por ser alérgica a los crustáceos no me hicieron el estudio con contraste; el método del estudio es con base en yodo, y los crustáceos lo contienen, de manera que no me quisieron exponer, aunque era primordial que las imágenes salieran bien.

Aquella misma tarde, una vez que nos entregaron los resultados, nos dirigimos al consultorio del ginecólogo como lo había ordenado: era veintisiete de agosto de 2016. Después de leer los diagnósticos, las palabras del médico fueron: "Señora, los resultados arrojan que usted está mal, tiene cáncer en los ovarios y yo ya no puedo hacer nada. Si está de acuerdo, la recomiendo con el oncólogo que está frente a mi consultorio, y si desea, en este momento le llamo para que la atienda de inmediato".

Ya no sé si fue un balde de agua helada lo que sentí, o una explosión de adrenalina combinada con el signo de interrogación del tamaño de un auto, pero todo junto me cayó encima. Mi esposo salió un momento con el doctor y estallé en llanto preguntándome cómo había podido suceder si siempre me estaba haciendo estudios preventivos.

No podía creerlo. Eso no estaba pasando. ¡Estaba inmersa en una pesadilla!

Todo transcurría tan rápido, que apenas recuerdo esos momentos sumamente difíciles para cualquier ser humano. Admito que he tratado de ir bloqueando esos instantes; pienso que mientras más lejos los tenga, será más fácil olvidar y seguir adelante con la vida que Dios me permita.

Una hora después nos pudo atender el oncólogo clínico. La espera fue espeluznante. Fue terrible ver entrar y salir a varios pacientes con gran tristeza en sus rostros. Otros, salían adoloridos; algunas mujeres con pañoletas y gorritos, aunque también los había tranquilos, que se despedían con una bella sonrisa.

El oncólogo nos recibió y después de analizar los resultados de mis estudios, en silencio, empezó a armar mi expediente clínico y me explicó cómo lo manejaríamos; dijo que cada vez que asistiera a consulta con él, debía llevarlo.

Mi diagnóstico no fue nada favorecedor. Dentro de mi pelvis se encontraba una gran tumoración anexial derecha, de una probable carcinomatosis en ovarios, y mucho líquido canceroso en la cavidad peritoneal, así como algunos nódulos regados en el vientre, y un implante secundario en el hígado. Él nos habló de un cáncer muy agresivo y en etapa IIIC. Mi esposo, desesperado, le pedía que me operara y me lo quitara. El médico le pidió que se calmara. Sentí que mi comadre me sobaba la espalda en señal de que no estaba sola y tratando de calmarme, más yo no podía parar de llorar en silencio.

El oncólogo nos explicó las consecuencias de operar sin antes dar tratamiento. Nos comentó que así se procedía años atrás y por ello mucha gente moría, pero que se había descubierto que debía tratarse a los pacientes para encapsular o frenar el avance de la enfermedad primero, y, posteriormente, realizar la cirugía.

Tratamos de calmarnos para poder escuchar el dictamen del oncólogo y la probable cura: una serie de quimioterapias dobles con un medicamento nuevo, pero muy caro, que sería el complemento para la bomba atómica que entraría en mi cuerpo, y había que iniciar ya.

Saliendo del consultorio, mi esposo y yo nos abrazamos y pedimos a Dios que nos diera fortaleza para salir adelante. Nuestra Comadre Candy Arjona y algunos amigos y familiares, que ya se habían enterado, nos pedían que fuéramos a buscar otra opinión, y lo hicimos. Fuimos a ver al director del Centro Anticanceroso de Yucatán, médico oncólogo, que nos recibió unas horas más tarde, y después de analizar los estudios y resultados nos dijo que no valía la pena hacer sacrificios y gastar, porque íbamos a perder el patrimonio. Entonces, emergió en mí el coraje y le expresé: "¡¿Cómo dice?! ¡¿Que no vale la pena?! ¡Doctor, quiero y voy a luchar por mi vida!"

Él repetía: "No vale la pena que su familia se deshaga de su carro o de su casa, señora, tome usted su autobús, regrese a Cozumel, y vea que del ISSSTE la transfieran a una clínica de acá de Mérida; le pondrán lo que normalmente se pone, y si no funciona, usted decidirá si se somete al tratamiento que el primer oncólogo le sugirió".

Salimos mucho más tristes y desolados. Entendí perfectamente que el oncólogo del Centro Anticanceroso me estaba desahuciando.

Mi esposo, así como familiares y amigos, trataban de ver otras posibilidades en ese momento. Platicaban entre ellos con rostros afligidos, hacían llamadas... Yo me hice a un lado y tomé unos minutos para reflexionar y decidir lo que haría. Les dije que había decidido dos cosas: La primera, fue no ocultar mi enfermedad. Deseaba que la familia y amigos cercanos lo supieran, para hacer más fácil las cosas y tener apoyo y compañía durante el proceso. La segunda, era quedarme con el primer oncólogo que me dio la posibilidad de tratamiento con el nuevo y caro medicamento, porque lo que ya no me quedaba era tiempo.

Tratamiento y cirugía

Mi esposo aceptó mi decisión e inició una dinámica de locura para conseguir el dinero y poder pagar el primer tratamiento. Posteriormente, gracias a Dios, logramos que a través del ISSSTE, al cual estoy afiliada como trabajadora, me suministraran la mayor parte del medicamento.

No lograba alejar el miedo de mí. La bomba atómica entró en mis venas, y la noticia de que diecisiete días después se empezaría a caer mi cabello, fue otro golpe fuerte.

Al regresar a Cozumel, mi hijo Paul ya tenía todo listo para llevarme a la ciudad de México, donde se encuentra un médico judío, que con medicina alternativa cura el cáncer. Paul estuvo investigando los días anteriores, y a pesar de la oposición de mi esposo, por temor a que me suceda algo en el viaje, me fui a ver a ese galeno.

Dos días después regresamos a Cozumel con un protocolo de medicación con base en ácido cítrico; yo estaba dudosa de suministrármelo. Mi hijo me suplicaba que lo hiciera. Me decía que ya no teníamos tiempo para pensar, así que decidí llevar ambos tratamientos: el del oncólogo de Mérida, y del médico judío, que inicié en septiembre 2016 y que duró seis meses.

Por gracia de Dios, al cumplirse las tres semanas para la siguiente quimioterapia, mi marcador tumoral había bajado drásticamente. Todos nos quedamos sorprendidos; incluyendo el oncólogo. Así seguí con ambos tratamientos hasta la tercera quimioterapia, en la que el oncólogo me dijo que ya me podían operar.

No quiero omitir que decidí hacer un tercer tratamiento a insistencia de mi amiga Marisol Zetina, quién me convenció de una tomar una sesión de kambó. Después de mucho pensar, acepté. El kambó es el veneno que la rana Mono Grande Phyllomedusa bicolor, excreta a través de su piel. La rana vive en las regiones superiores de la Amazonia. El veneno, en micro cantidades, se aplica sobre pequeñas quemaduras previamente realizadas en la piel; de inmediato se registra una serie de sensaciones muy fuertes, sobreviene un shock en el organismo, y el sistema inmunológico se fortalece. Este tratamiento lo hice tres veces bajo vigilancia de una persona experta, y consciente de que yo sería responsable de cualquier riesgo.

Me realizaron la cirugía el veintidós de noviembre; las muestras tomadas fueron enviadas a patología; todo salió bien. Me hicieron la histerectomía completa y, además, me retiraron el apéndice y el epiplón; esto último es una capa membranosa doble de tejido graso, que cubre y da soporte a nuestros intestinos y órganos en el abdomen inferior.

A partir de enero de 2017 inicié una serie de cuatro quimioterapias de sellado, las cuales fueron mucho más fuertes que las primeras, y luego vinieron dieciséis más con un medicamento mononucléico rastreador de células; este tratamiento todavía no ha concluido.

Desgraciadamente, hace dos meses mi marcador tumoral empezó a subir de nuevo. El oncólogo está trabajando en esto; estoy por acudir a verlo para saber qué sigue.

Mi camino de fe

He fortalecido mi vida espiritual, así he querido que sea. Dios por delante en mí vida y en mis sueños. Después de la cirugía pude pintar. Mi familia preparó mi espacio y lo adaptaron. La imagen que realicé es un autorretrato, lo titulé *Mi vida en tus manos*. Incluí algunos elementos que han sido especiales en este camino que me ha tocado vivir: La paloma representa al Espíritu Santo; el manto rosa a la Virgen María; mi cabeza sin cabello es el tratamiento con quimioterapias; el limonero y la fruta en mis manos representan el ácido cítrico; el significado de las ranas es el kambó; el lazo rosa el cáncer; y las mariposas, la fragilidad del ser humano ante esta enfermedad.

Agradecimientos

Aprovecho estas líneas para agradecer a tanta gente: amigos, familiares y compañeros de trabajo que me han apoyado económica, moral y, sobre todo, espiritualmente con sus oraciones y cariño.

Mi esposo Alberto ha sido un hombre incondicional en este camino tan pedregoso, viajando cada tres semanas a Mérida; tratándome con mucho cariño y respeto, pero, principalmente, afianzando con su actitud los lazos de amor que día a día nos unen más. A mis hijos y mi nuera les agradezco su cariño y su entusiasmo para entretenerme, y estar siempre unidos a mí, como la familia que somos.

A Marcelo, Alberto y Adelita: mis nietos, por quienes me derrito con solo verlos y sentir sus abrazos, les agradezco tantas muestras de amor.

Agradezco también, infinitamente, al ser que ocupa mi cabeza y mi corazón, a nuestra niña viajera, la Santa Infantita María, que ha sido mi compañera y mi consuelo. En ella me he refugiado por siempre y para siempre. Doy las gracias a mis médicos, los enfermeros, y a quienes tuvieron la voluntad de reunir testimonios como el mío, para que sirvan de ayuda a las personas que les toque caminar entre las mismas piedras.

Mensaje para las personas que padecen cáncer

No se dejen vencer, continúen sus tratamientos. Compartan su problema, díganles a sus allegados que los necesitan, que no los abandonen solamente porque no sepan qué palabras decirles. Pídanles a sus familiares que los visiten y explíquenles que, si no saben qué decirles, que no digan nada y estén a su lado apoyando. Anímense a arreglarse y salir; sé que es difícil, pero solo es cosa de dar el primer paso. Ocupen su mente y sus manos, pero también tomen sus tiempos de descanso para cargar energía y continuar. No permitan que su cabeza se llene de pensamientos negativos o de la visión de un futuro incierto. Conozcan su cuerpo y los avisos que éste les da. Visiten a su médico periódicamente para hacerse los chequeos necesarios, y estén alertas, no permitan que el tiempo pase.

No tengan miedo, oren y pidan, que Dios es misericordioso.

Para los amigos y familia

Visiten a sus familiares enfermos, envíenles mensajes, llámenles con frecuencia; esto ayuda a saber que no estamos solos. Háganles compañía y hablen de un buen futuro, siempre positivos. Recordemos que la última palabra la tiene el Creador. No dejen solos a sus familiares enfermos, dense un tiempo para visitarlos, mandar mensajes y orar por ellos. Sean solidarios y amorosos. De la conducta de cada uno depende el destino de todos.

MI METAMORFOSIS

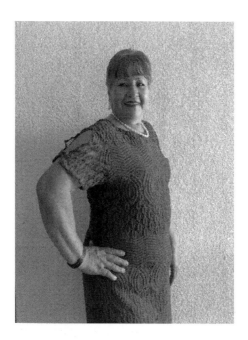

María Oliva Martínez Ortega

Soy la tercera de trece hermanos. Nací en el Estado de México el uno y el dos de mayo de 1957. ¿Por qué digo que el uno y el dos de mayo? Porque cuando mi mamá tenía los dolores de parto fue la ambulancia hasta su domicilio por ella, y en el trayecto hacia el hospital, la ambulancia chocó contra otro vehículo y nací en la calle. Debido a este percance hubo una confusión en la fecha de mi nacimiento.

Cuando mi papá me registró puso que nací el dos de mayo, pero dice mi mamá que salimos de la casa veinte minutos antes de las doce de la noche del día primero, que el choque fue antes de las doce, y nací cinco minutos antes del día siguiente. Quién soy yo para desmentir a mi mamá, creo lo que me dice, y, además, me gusta celebrar mi cumpleaños el primer día de mayo.

El mismo año de mi nacimiento, tendría yo como dos meses de edad, hubo un temblor. Mi mamá y mi papá habían comprado un terreno y estaban haciendo una casita de madera. Entonces mi mamá, hizo un hueco en la tierra y le puso un techito de lámina de asbesto y allá me metió, para poder ayudar a mi padre, pues querían dormir esa noche en la casa de madera. Horas después tembló, dicen que hasta se cayó el Ángel de Independencia y, ¿creerán que el techo de asbesto no se me cayó encima? Estoy segura de que Dios me quiere mucho.

Muchos años más tarde, al hacerme un ultrasonido, me enteré de otro dato de la condición en la que nací: No tengo el riñón izquierdo. El médico me mandó a hacer un estudio más avanzado y me dijo que no se observaba que hubiese estado ese riñón, entonces, le pregunté a mi mamá, y me dijo que podría ser herencia, porque a una hermana de ella le había pasado lo mismo.

Mis primeros años

Mi infancia fue muy bonita. Mis doce hermanos y yo nos llevábamos bien y siempre estábamos jugando. Recuerdo nuestra casa: era grande, de dos pisos. Para Navidad, Año Nuevo, y en las kermeses, los vecinos de toda la calle nos reuníamos para platicar, bailar, comer y convivir.

Estudié la educación Primaria y luego empecé a trabajar; realmente no fue por necesidad; aunque no teníamos mucho, nuestros padres nos daban el sustento. Yo quería trabajar para tener mi propio dinero y ser independiente, de manera que conseguí colocarme como secretaria en una empresa de venta de terrenos, y allá me quedé casi un año. Mi siguiente trabajo fue en una empresa que era supermercado, panadería y restaurante. Me encargaba de hacer bocadillos para fiestas. Aprendí mucho, el ambiente de trabajo era bonito, pero me salió una oportunidad mejor y fui a otro negocio en el que duré cuatro años.

A los veinte me casé. En el Estado de México nació mi hija Janeth. De inmediato nos establecimos acá en Chetumal y tuvimos dos hijos más: Karelin y Edwin.

Un cambio en mi vida

En 1995 cumplí treinta y cuatro años de edad, y trece de vivir acá, en Chetumal. Un día me fijé que había una bolita en mi seno izquierdo y me dio miedo, pero no fui al médico, me puse a esperar a que desapareciera, y en lugar de eso fue creciendo, entonces consulté en la clínica del IMSS: habían pasado tres meses.

En el transcurso de las citas médicas me hicieron dos biopsias en la bolita que me encontraron y me dijo el ginecólogo que era grasa debido a mi edad, y que era la menopausia, pero que con medicamento iba a desaparecer, y así pasaron cuatro años; uno confía en el médico. En ese tiempo yo no sabía que me podían mandar a Mérida, ni sabía que me debía atender un oncólogo.

Entre citas con el médico familiar, el ginecólogo y estudios, fue pasando el tiempo y durante cuatro años ni recibí tratamiento ni tuve el diagnóstico adecuado. Pasó tanto tiempo porque yo dejaba de ir debido a que libraba una lucha con el que fue mi marido; diario me reclamaba por mis constantes visitas al médico. Me decía que me gustaba que me estuvieran tocando y viendo. Él no estaba de acuerdo con que me atendiera, siempre había problemas y más problemas por lo mismo: era muy machista.

En esa época me dedicaba cien por ciento a la confección de ropa con la ayuda de mi hija Karelín. Yo había tomado un curso de seis meses en la Singer. También me capacité en Mérida con un tío que es sastre. Además, llevé cursos con una maestra que llegaba al parque de mi colonia. Mi hija mayor había conseguido un trabajo fuera de casa y con eso nos ayudábamos, pues éramos las que sosteníamos el hogar, porque mi exmarido había perdido su trabajo y solo se dedicaba a emborracharse.

Al principio, la bolita no daba molestia, no dolía, pero al cabo de esos cuatro años creció a siete centímetros y se volvió molesto e incómodo tenerla, porque se calentaba y me daba mucha comezón. Para no rascarme me ponía paños mojados que metía al congelador; solo así se me calmaba, porque era una comezón tal, que me quería desagarrar la piel; solo se tranquilizaba si el área donde se encontraba la bolita se mantenía fría.

En ese tiempo tuve un problema con mi marido, de manera que decidí salirme de la casa: el problema era a muerte. Si me quedaba alguien saldría muerto de ahí, y él no se saldría, así que para evitar una tragedia decidí irme con mis hijos y rentamos un cuarto. En cuanto mis papás se enteraron, me insistieron en que nos fuéramos a vivir al Estado de México con ellos. Me fui con dos de mis hijos y una nieta. Mi hija Janeth, que es la mayor, se quedó en Chetumal porque ya estaba casada. Nos fuimos en septiembre de 1999, solo me llevé mis máquinas de coser, nuestra ropa, y los papeles del IMSS que yo pagaba, porque nadie me tenía asegurada.

En cuanto llegué al Estado de México fui a una consulta médica porque ya tenía muchas molestias; la bolita medía siete centímetros y yo estaba muy preocupada. Allá me atendieron rápido. El médico familiar del IMSS me dijo que el quiste podía ser maligno y que era necesario que me atendiera el oncólogo, entonces acudí con este especialista, quien después de auscultarme me realizó una biopsia en su consultorio y me dio otra cita, porque iban a analizar lo que, con una jeringa, había extraído de mi seno. A los quince días regresé y recogí los resultados de la biopsia en el archivo y se los llevé al médico, pero no habían podido analizar la muestra, nunca supe por qué.

El oncólogo se mostró preocupado y me dijo: "No vamos a esperar otra biopsia ni otro análisis, te voy a operar en noviembre. Te abriré y clínicamente analizaremos el tumor, si es benigno, cierro y con medicamento se compone, pero si es maligno, te retiro el seno, los ganglios que estén comprometidos, y te doy todo el tratamiento". Entonces me preguntó si quería que se conservaran la piel y el pezón para una futura reconstrucción, pero le dije que no quería saber de ninguna reconstrucción, porque si mi cuerpo estaba rechazando mi cuerpo, no quería saber de más operaciones.

Mientras acudía a mis citas médicas y esperaba la fecha de la cirugía, hice varios remedios caseros porque casi tenía la seguridad de que tenía cáncer: que si el té de palitos de uña de gato que mi papá me conseguía en el cerro; que si la víbora de cascabel asada; que si la sábila con miel y tres diferentes licores. También compré el Flor Essence que anuncian en la tele, hice muchas oraciones, y hasta estuve a punto de comer un zopilote; alguien me había dicho que curaba el cáncer, pero no logré agarrar valor para eso, por suerte.

Tiempo difícil

El día de mi cirugía llegó. Entré al quirófano nerviosa y con mucho miedo porque no sabía lo que me esperaba. Los médicos y el personal de enfermería fueron muy amables y me tranquilizaron. Cuando desperté estaba en el área de Recuperación. El oncólogo me informó que el tumor era maligno y que me habían retirado el seno y nueve ganglios. Yo lo escuchaba y no lo creía; nunca pensé encontrarme en esa situación. Me puse a llorar. Me llevaron a mi habitación, ahí estaban mi hija y mi mamá; ellas ya lo sabían. Al día siguiente salí.

Mi siguiente cita fue a los diez días. El médico me había pedido que pasara a recoger el resultado del análisis que había solicitado de mi seno. Mi hija y yo fuimos al laboratorio y nos dijeron que no se analizó porque no tenían nada a mi nombre, creían que estaba extraviada la muestra, que era mi seno completo.

Nos dimos a la tarea de buscar el resultado del análisis. Recorrimos cada uno de los diez pisos del edificio, hasta que, en un anaquel lleno de plantas, encontramos un frasco grande de mayonesa que tenía mi número de afiliación y mi nombre. Lo tomamos y lo llevamos al laboratorio.

Después vinieron ocho quimioterapias. No puedo describir de manera objetiva esa etapa, pues no duele la quimio, pero yo sentía tal desesperación, que quería arrancarme la aguja con los líquidos y salir corriendo. En ese tiempo eran como diez horas por sesión, y me aplicaban una cada veintiún días.

Al saber que me quedaría sin cabello, le pedí a mi hermana, que es estilista, que me lo cortara lo más chico posible, para ir adaptándome al cambio que vendría.

Mi hija Karelín, que entonces tenía diecinueve años, era quien me trazaba las rutas en Metro y las de los demás lugares a los que tenía que ir a consulta. Ella era la que me daba más apoyo. También me apoyaban mis otros hijos, mis hermanos y mis papás, pero principalmente Karelín, ella vivió muy de cerca todo mi tratamiento.

Pasaba el tiempo entre citas médicas y tratamiento, pero había que trabajar, y en el Estado de México no había mucha oportunidad para laborar como modista, pues hay mucha ropa nueva que es barata, y usada también, y con tantas citas médicas tampoco había tiempo para trabajar porque las distancias eran larguísimas. Yo iba al Hospital Regional Gustavo Baz, en el Estado de México, y al Centro Médico Siglo XXI, en la Ciudad de México. De alguna manera teníamos que conseguir recursos.

Me mandaron al psicólogo, pero no fui porque sentí que no lo necesitaba. También me enviaron a terapia física para que mi brazo recobrara fuerza y movilidad, ya que después de la operación nos da por doblar el brazo a la altura del seno, como protegiendo la parte operada. Fui a la fisioterapia una vez para ver en qué consistía, pero no regresé; las distancias son tan largas que iba o trabajaba en algo.

Durante la primera quimioterapia que me aplicaron, una compañera, que también estaba en tratamiento, me habló y me dijo: "Amiga, fui con un homeópata y me dio muy buen resultado, no he tenido muchas molestias a raíz de estas quimios. No se me han caído el cabello ni las cejas ni las pestañas, y no tengo vómitos, ¿te gustaría ir?" Mi primera pregunta fue cuánto costaba la consulta, pues mi economía andaba muy mal. Recuerdo que me dijo que cuarenta pesos. Le pregunté que si me podía llevar y dijo que sí.

Una gran ayuda

El médico era muy bueno, me dio mis chochitos: tres frasquitos. El precio, con todo y medicamento, fue fabuloso. Ese día me encomendé a Dios y los tomé. Le pedí que me ayudara para no sentir tanto los efectos de la quimioterapia, pues luego de la primera quedé muy fría, ninguna ropa me calentaba para dormir, así que me ponía dos pares de calcetas, muchos suéteres, pantalones y varias cobijas. Me levantaba cansada de tantas cobijas y ropa que me ponía. Por las noches me paraba a tomar agua caliente o cosas calientes para que se me quitara la tos, que solo me daba por la noche, debido a la heladez de mi cuerpo.

Cuando consulté con el homeópata yo aún estaba un poco incrédula, ya que la gente decía que esos medicamentos eran pura azúcar, así que dije, hoy voy a dormir con ropa normal, a ver si es cierto; y cuál fue mi sorpresa que no pasé frío, y ni tos me dio esa noche, por eso hasta ahora no dejo de ver a mi homeópata cuando voy a al Estado de México; ya está muy viejito y enfermo. Él me quitó los vómitos que me daban. El cabello no se me cayó totalmente como me decían, mis cejas tampoco, al contrario, mejoré mucho.

Hace cuatro años fui a ver a ese médico, ahora cobra setenta pesos con todo y el medicamento. Da la consulta en su casa, ya está muy cansado, que Dios lo ayude y lo cuide. Muchas bendiciones para él.

Una lección

En ese tiempo la hija de mi amiga, la que me llevó al homeópata, me pidió que aconsejara a su mamá porque estaba muy deprimida y necesitaba que alguien la ayudara. Yo no andaba muy bien como para ayudar a mi amiga en cuestión de ánimos, pero fui a verla al hospital, y mientras la buscaba, un señor que estaba acostado en una camilla, me habló y me dijo que, si podía avisarles a sus familiares que ya le habían traído su comida, y que subieran. Le dije que si quería yo le acercaba la mesita para que comiera, y me dijo que le habían cortado las piernas, y fue ahí cuando me cayó el veinte. Yo llorando por un seno que sirvió en su tiempo, y este señor que no tiene piernas. Su caso más fuerte que el mío, dije, y a partir de ahí cambié mi forma de pensar. Ahora vivo más alegre y doy gracias a Dios por permitirme abrir los ojos cada mañana.

Las radioterapias

Después vinieron las veinticinco radioterapias: una diaria. Más tardaba en atravesar la ciudad, cuatro horas de ida y cuatro de regreso, que, en entrar y salir de la radiación, que duraba tres minutos y no daba molestias, solo sentía que mis ojos estaban vidriosos y que salía vapor por ellos.

Tres días después de terminar el ciclo de veinticinco sesiones de radioterapia, me apareció una quemadura que abarcaba mi nuca, mi cuello y todo mi seno izquierdo. Era un ardor insoportable. Olía a carne quemada y a podrido. A veces tenía un color verdoso. Me desnudaba en el cuarto porque necesitaba aire en la quemadura para que se calmara el ardor.

Por esa época mi hijo terminó su educación Primaria. Recuerdo que andaba incómoda, me sentía muy mal. La ropa me rozaba y el sol me provocaba ardor. Sentía que me volvía loca, no hallaba qué ponerme, todo me lastimaba. El doctor me había recetado un gel de sábila, pero no me aliviaba. Recordé que una de mis hermanas me había dicho que la mostaza era muy buena para las quemaduras, y como no aguantaba el ardor, y ya estaba desesperada, en nombre de Dios me puse la mostaza fría y sentí un alivio indescriptible. Pensé que me podría dar alguna infección, pero no me importó porque era muy fuerte el ardor, así que me la puse como por dos días seguidos y de inmediato se hizo una costra en la quemada, señal de que ya se estaba secando, eso fue una maravilla.

Nos pusimos a trabajar

En el transcurso de las quimioterapias se venció mi afiliación al Seguro Social, así que le dije a mi hija Karelín que ella tenía que trabajar para que me asegurara. Su tía le consiguió trabajo, pero en el otro extremo de la ciudad. Me daba miedo que mi hija se trasladara tan lejos. Yo la esperaba diario como a las diez u once de la noche, con el miedo de que no volviera algún día por lo peligroso de la ciudad. Era un estrés constante y no me convenía, pero se puso muy abusada. Ella me acompañaba a mis citas cuando no trabajaba, a veces mis hermanas lo hacían, y así fuimos pasando ese proceso. Mi hija solo tomaba de su sueldo para pagar sus camiones, lo demás era para la casa. Así fueron los dos años que vivimos en el Estado de México.

Yo me la pasaba pensando que no era justo que ella mantuviera sola la casa. Mi otra hija, la mayor, nos mandaba dinero según sus posibilidades, y mi hijo también cooperaba; trabajaba en un taller de herrería, como ayudante.

Todos los días me preguntaba qué podía hacer, y Dios me iluminó. Dije, si la gente no quiere pagar porque les haga su ropa, voy a dar cursos de corte y confección, y puse mi letrero. Cobraba veinte pesos por dos horas de clase. Tuve dos grupos de diez personas. En ese tiempo también daban clases en la iglesia y eran gratis. La gente venía a preguntarme cuánto cobraba y se iban a la iglesia, pero regresaban conmigo porque escuchaban que yo daba las clases personalizadas.

En tres meses les enseñé todo lo relacionado con ropa de mujer, y querían que les siguiera enseñando, pero mi tratamiento había pasado a la fase de vigilancia, así que decidimos regresar a Chetumal: era el año 2002. El médico me dijo que me iba a hinchar un poco, porque estaría a nivel del mar.

De regreso a esta bella ciudad

Ya en Chetumal, mi hija, la más grande, me afilió al ISSSTE. Yo había traído mi expediente, porque le sacaba copia a todo lo que me hacían. El ISSSTE me mandó a Mérida para control con el oncólogo clínico, el oncólogo quirúrgico, el hematólogo, el ginecólogo y el angiólogo. Me hicieron tantos análisis y estudios, que casi vivía en Mérida.

Las secuelas

En 2006 fui diagnosticada con cirrosis. El médico dijo que sucedió a consecuencia del tratamiento. Mis pulmones se están endureciendo: tengo fibrosis pulmonar. También me diagnosticaron diabetes y soy hipertensa. Además, el único riñón que tengo anda mal. Las secuelas que quedaron en mi brazo izquierdo, que son a causa de que me quitaron nueve ganglios, son las que más me perjudican, ya que no puedo trabajar como antes, pues si tengo demasiada actividad, me da infección en el brazo, que empieza con una ronchita, luego se llena y me da fiebre. En esos casos, me inyectan antibiótico de 1, 200, 000 unidades. Ya mi brazo no tiene buena circulación; la recomendación médica es no picarlo con agujas, ni rosales, ni tomar muestras de sangre, no usar reloj, ni anillos, ni cosa alguna que lo apriete.

No todos los casos son iguales, por lo tanto, los tratamientos varían dependiendo del tipo de cáncer, de la etapa en la que sea diagnosticado, y de los criterios médicos, de manera que, no todas las secuelas son las mismas para todas las personas.

Un susto

En 2014 se me partió una muela y comenzó a molestar. Fui con el dentista del ISSSTE que me hizo dar muchas vueltas. No me quería extraer la muela debido a que mis plaquetas estaban muy bajas. Estuve varios meses controlándome el dolor con pastillas que me daban en la clínica, pero llegó el momento en que les pregunté que por cuánto tiempo me tendrían así, y qué sucedería cuando ya no me hicieran efecto las pastillas, entonces se animaron a sacarme la muela en Especialidades de Chetumal. Después de la extracción, me comunicó el dentista que habían encontrado un quiste dentro de la muela. Esta noticia me deprimió mucho. Lo primero que pensé fue que el cáncer había regresado, y yo no quería pasar de nuevo por el tratamiento.

El dentista me dijo que iban a analizar el quiste, que no tuviera miedo, podría no ser nada importante. Le pedí que lo analizaran en Mérida, y me dijo que lo analizarían acá, porque aquí había laboratorios, más yo insistí, le pedí que lo preparara porque lo llevaría a Mérida por mi cuenta, y lo hizo, me lo entregó en un frasquito.

Le pedí a mi oncólogo que me recomendara un buen laboratorio en Mérida y lo llevé. El resultado estuvo muy rápido, solo tardó tres días, mientras que en Chetumal se hubiese tardado quince, y a través del ISSSTE, tal vez más, tiempo que yo hubiese vivido con angustia e incertidumbre.

Cuando me entregaron el resultado de la biopsia no pude abrir el sobre por el miedo que sentía, así que se lo llevé a mi oncólogo para que él lo abriera y revisara. Me la pasé llorando por temor, pero gracias a Dios el oncólogo me dijo que era un quiste benigno.

La vida es buena

Desde hace un año formo parte de dos grupos de mujeres que han sobrevivido al cáncer: Retomemos el Vuelo, que integra a compañeras de la península de Yucatán; y El grupo Mariposas púrpura, en el que estamos varias chetumaleñas. En ellos me aconsejaron que acudiera a la terapia de drenaje linfático, en el CRIQ de Chetumal, para que mejorara la condición de mi brazo. Esta terapia, que me ha ayudado mucho, será de por vida.

Actualmente vivo feliz amando a mi familia y a la gente que me rodea. Despierto cada mañana con optimismo y de inmediato me activo. Disfruto al máximo cada día. Me ocupo de mi jardín, trabajo en mi casa, me siento bien física y emocionalmente, y para mí es lo que cuenta.

Mi consejo es que no se queden con una sola opinión médica; busquen dos o tres o las que sean necesarias, pero, principalmente, auto explórense, realícense estudios de manera sistemática, y si les toca pasar por una experiencia similar a la mía, busquen ayuda en grupos de gente que ha vivido lo mismo.

No están solas como yo me sentí en mi tiempo, porque no había la tecnología de ahora. No sientan lástima por ustedes. Esta enfermedad requiere de valor, y una actitud positiva cuenta mucho para ganar la batalla.

Doy gracias a las personas que estuvieron a mi lado en los momentos difíciles, a las que siguen estando, a toda mi familia, a mis hijos, y a Dios.

A mis sesenta y tres años, sigo en la lucha. Ahora estoy enamorada del Sol, del aire, de la Luna, del mar, de las plantas y de todo lo que me rodea. Me siento como una mariposa que brotó de un tierno capullo luego de haber pasado por un cúmulo de experiencias transformadoras.

TODO VA A ESTAR BIEN

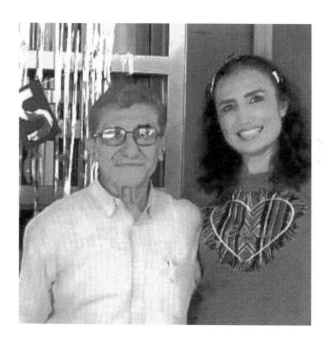

Elvira Moguel Morales

Me llamo Elvira Moguel Morales y me gustaría contarte algunas cosas por las que he pasado, y que pueden ayudarte en algún momento de tu vida. Empezaré por el principio: soy una mujer de cuarenta y nueve años. Nací el cinco de septiembre de 1972, en Simón Bolívar, Durango.

Soy la primera de tres hermanos. Mis padres son David Moguel Ordaz y Eunice Morales Salazar, maestros de profesión, actualmente jubilados. Mis hermanos: David y Anwar.

Antes de continuar, te comento que elegí aparecer en esta foto con mi padre, a quien volveré a ver algún día, según promesa del Señor, porque deseo recordarlo entero, fuerte, pleno y amoroso. Mi padre fue pilar fundamental para mi recuperación. Siempre estuve en sus oraciones, nunca me soltó la mano, y me hizo saber, de mil maneras, cuánto me amaba. Gracias, papá, este texto es un pequeño homenaje para tu grandeza. ¡Te amo!

Te cuento que, aunque nací en Durango, no me siento realmente de ahí, ya que hasta este momento no conozco Simón Bolívar, tengo en mis planes, si Dios me lo permite, ir pronto y conocer, ya que todavía estaba pequeña cuando mis papás se fueron a Guasave, Sinaloa, a trabajar; mi mamá es de ese lugar y mi papá de la Isla de Holbox, Quintana Roo. Creo que ya se va entendiendo por qué vivo acá en Chetumal actualmente.

Viví en Guasave hasta los dieciséis años, te puedo decir que fueron años muy felices, tuve una infancia muy bonita de juegos en las calles, de subirme a los árboles, jugar con los vecinos desde canicas hasta trompos, bañarme en la lluvia, andar en bicicleta con mis primos y vecinos... Mi familia materna estaba muy unida. Diciembre era lo máximo porque nos reuníamos todos, y pasábamos momentos maravillosos que uno piensa que nunca se van a terminar.

En septiembre de 1988 mis papás decidieron cambiar de residencia a Quintana Roo, fue un golpe muy duro para mí y mi hermano David, que éramos los más grandes, y que teníamos ya una vida en ese lugar.

En busca de un mejor porvenir

Te platico brevemente por qué mis papás decidieron cambiarse de ciudad: en ese tiempo Sinaloa empezaba a estar en el ojo del huracán por el tema del narcotráfico. En nuestra colonia y calle pasaron algunos incidentes violentos que asustaron y alertaron a mi papá, quien decidió pedir el cambio a tierras quintanarroenses, lo que se pudo lograr por la gracia de Dios, y una persona que lo apoyó mucho en ese momento. Te seré sincera, al principio lo sufrimos porque nos tuvimos que separar, ya que a mis papás les dieron sus plazas en Kantunilkín, Lázaro Cárdenas, y como yo estaba en la prepa, me tuvieron que dejar en Mérida en casa de unos tíos; mis hermanos se fueron con ellos. Para mi hermano David tampoco fue fácil. Después de cuatro meses de estar acá decidió regresar a Sinaloa, así que quedamos más separados. Fueron momentos de mucho dolor para mis papás, tanto, que hasta llegaron a pensar que había sido una mala decisión, mas ahora comprobamos que Dios es el que tiene un propósito y ese era parte de su plan.

Después de esos primeros años que se nos hizo tan difícil, nuestra situación dio un giro, porque todo en la vida termina por acomodarse. A mis papás los cambiaron para acá, a Chetumal, y mi hermano David regresó. Mi hermano Anwar fue quien desde el principio se integró y estuvo contento.

Me hice mujer

Regresé a vivir con mis padres y mis hermanos en 1991. Estaba embarazada de mi primer hijo, que nació el veinticinco de marzo de ese año, se llama César Alejandro Larrache Moguel, y actualmente tiene veintinueve años. Estoy muy orgullosa de lo que ha logrado y me siento dichosa porque en 2018 me hizo abuela de César Leonardo Larrache Álvarez; mi Leíto.

En 2001 me casé con Javier Chávez Ataxca, a quien amo profundamente, y en 2003 nació mi segundo hijo: Javier Elías

Chávez Moguel, que tiene diecisiete años. Un joven muy responsable que siempre ha sido buen estudiante. Mis hijos son mi orgullo y los mejores tesoros que la vida me pudo dar: César y Javi, mis grandes amores.

Te he contado brevemente algo de mi historia, pero lo que realmente quiero contarte es un testimonio de vida, una gran lección que me está enseñando lo que realmente es vivir.

La importancia de la autoexploración

Una palabra muy difícil de pronunciar, hasta la fecha me cuesta trabajo decirla: cáncer.

Las preguntas que todos me hacen, ¿cómo te diste cuenta, cómo lo descubriste? Aquí empieza realmente mi historia y mi renacer a la vida.

La noche del viernes 25 de julio del 2014, después de bañarme, me empecé a explorar como lo hacía seguido, pero esa noche noté algo diferente. Me palpé una bolita y la sentí muy dura. Inmediatamente todo mi cuerpo se puso en alerta. Me puse en el espejo y vi una pequeña retracción en mi seno, lo que llamó mi atención. Te seré sincera, esa noche casi no pude dormir, pensaba que podría ser algo malo, y hasta lloré. Ya sabes, uno le empieza a dar vuelo a la mente.

El sábado por la mañana llegó mi esposo a verme. En ese tiempo estábamos separados por algunas situaciones difíciles que atravesábamos como matrimonio. Cuando lo vi le platiqué lo que sentí, y me dijo: "Tranquila, no ha de ser nada, no te preocupes, el lunes te haces los estudios para que salgas de dudas, pero no te angusties sin saber". En ese momento me levanté y estuve medio tranquila el fin de semana, aunque por ratos me venían los pensamientos de que pudiese ser algo malo.

El lunes temprano me arreglé para irme a trabajar, estaba pensando en ir a una clínica para hacerme un ultrasonido. Mientras me terminaba de arreglar me sentía inquieta, más de pronto escuché una voz que me dijo "Todo va a estar bien". Pensé que tal vez era yo misma que en mi desesperación eso quería, pero, volví a escuchar dentro de mí esa voz diciéndome lo mismo, y me dio tranquilidad, aunque, no totalmente.

Acudí a una conocida clínica privada de mi ciudad a las nueve de la mañana del día veintiocho de julio. Pedí el ultrasonido, e inmediatamente me pasaron con el radiólogo. Estaba contenta porque realmente tenía a ese doctor como un excelente profesional. Me hizo el ultrasonido y le platiqué lo que sentí. Me dijo que no había nada, que era una inflamación de la glándula mamaría, y que tomara Paracetamol para desinflamar, y que para que estuviera más tranquila me hiciera la mamografía en quince días.

Cuando salí ya estaba Javier esperándome y le platiqué lo que me había dicho el doctor; estuvimos contentos con los resultados. Me fui al trabajo. Cabe destacar que en ese tiempo trabajaba y estudiaba, a punto de graduarme, y estaba totalmente saturada de trabajos, proyectos y trámites que tenía que hacer para la titulación, así que respiré cuando el médico me dijo que no había nada de qué preocuparse.

Seguí con mi vida, o lo que yo pensaba que era vida, porque realmente tenía tiempo para todo, menos para mi familia: salía de la casa a las nueve de la mañana y regresaba a las once de la noche, eso sí, según yo, muy pendiente de la casa, pero por medio del teléfono.

Dejé pasar los quince días que me recomendó el doctor. No tomé el Paracetamol porque no sentía ninguna molestia, aunque, la bolita seguía ahí mismo, lo que llamaba mi atención, más trataba de no estar pensando en eso; difícil y a veces era imposible.

El cuatro de agosto fui a hacerme la mastografía a la UNEME DEDICAM. Como mi consuegra trabaja ahí, me dijo que ella me llevaría los resultados en cuatro o cinco días, una vez que el especialista interpretara el estudio.

El día jueves ocho de agosto por la tarde, pasé por el resultado a su casa, claro que iba muy nerviosa, me lo entregó en un sobre amarillo, solo estaba la interpretación, las imágenes no iban. Inmediatamente lo abrí y lo empecé a leer; todo estaba entre lo normal, tenía un grado Birads 2, que no es para alarmarse siquiera, y decía que en dos años más me hiciera nuevamente el seguimiento. Obvio, yo estaba más que feliz y pensé que por eso había escuchado las palabras que mencioné anteriormente, porque todo estaba bien, pero me seguía preguntando, ¿y qué es esa bolita?

Mi intuición no me dejaba tranquila

Con dos resultados de diferentes instituciones, una pública y la otra privada, se suponía que no tenía por qué dudar, pero algo muy dentro de mí seguía inquietándome, mas no le di tanta importancia, ya que estaba demasiado ocupada. De todas formas, fui a ver a una ginecóloga y le llevé los estudios, los revisó y me dijo: "No hay nada de qué preocuparse, son dos estudios diferentes y de diferentes lugares, en ninguno se ve que algo esté mal, así que debe ser un tipo de fibrosis que se puede operar si gustas, para tu tranquilidad, pero no hay prisa, te lo digo para que lo vayas analizando".

Transcurrieron las semanas y llegó el día de mi graduación, el veinte de septiembre de 2014. Había pedido vacaciones en mi trabajo a partir del día veintidós. Estaba muy cansada de tantos trámites, porque acababa de realizarse el Informe de Gobierno, y es cuando más se acumula el trabajo para mí, así que me había visto saturada por todos lados.

Me sentía feliz de haber concluido mis estudios y de estar de vacaciones. Ya había programado irme una semana a Mérida, sola, porque no quería saber de nada ni de nadie, quería relajarme totalmente; no sabía que pronto me iba a arrepentir de eso.

Como les había comentado anteriormente; dentro de mí estaba inquieta, así que me dije, voy a aprovechar esta semana allá en Mérida y me haré otro ultrasonido, a ver qué me dicen.

Semanas antes de mi viaje le hablé a un gran amigo que tengo allá, Cristóbal Cáceres G. Cantón, y le comenté, brevemente, lo que quería. Me hizo cita en el Centro Médico Radiológico de los doctores Ojeda, radiólogos con alta especialización, lugar en el cual se tiene que hacer cita con semanas de anticipación. Quedó la cita para el martes veintitrés de septiembre.

Mi hijo César y yo viajamos el domingo veintiuno a Mérida, en ese tiempo él vivía y trabajaba allá, solo había venido para mi graduación. Yo llegué a un hotel porque quería estar sola. El martes veintitrés, como mi hijo estaba trabajando, Cristóbal pasó por mí al hotel y me dejó en la clínica, quedamos en que le avisaría cuando saliera para que me llevara de regreso.

A las doce del día fue mi cita, tardaron como cuarenta y cinco minutos en pasarme, yo llevaba los dos estudios que me habían hecho acá. Me atendió el doctor Ojeda padre, y le expliqué por qué me quería hacer el estudio, y me dijo que no había nada de qué preocuparme, porque los dos resultados que yo le llevaba eran similares, así que lo único que haría era corroborar. Me puse la bata y empezó a realizarme el ultrasonido y vi que su expresión cambió. En ese momento imaginé que algo no estaba bien: Mi intuición no me había traicionado.

Una sorpresa complicada

El doctor Ojeda empezó a ver los resultados de los estudios que yo llevaba, los contrastaba con la pantalla, y negaba con la cabeza, incrédulo de lo que leía. Me dijo que me iba a pasar con su hijo porque él era especialista en ultrasonidos de mama, así que me pasó a otro cuarto, le explicó a su hijo algo, y le dio mis estudios.

El doctor Ojeda hijo me realizó otro ultrasonido, tras lo cual, volteó a verme y me dijo: "Le voy hablar claro, ahorita es momento de ocuparse y no de preocuparse, hay un noventa y nueve por ciento de que usted tenga cáncer", me quedé como aturdida, pero saben por qué, porque en ese instante se me vino a la mente lo que yo había dicho, que quería estar sola, y me di cuenta cuan equivocada estaba. Le pregunté al doctor, ¿y ahora qué hago? ¿A dónde voy, con quién voy, qué sigue?

Me dijo que me tenía que ver un oncólogo clínico y otro quirúrgico. En mi ignorancia pensaba que el oncólogo solo era uno y hacía de todo.

Me apuntó dos nombres de oncólogos que están en la Clínica de Mérida. Salí de su consultorio y fue entonces que todo me empezó a dar vueltas. Lo que más pensaba era cómo les iba a decir a mis papás, no quería que se pusieran mal. En ese momento le hablé a mi hermano Anwar y le expliqué la situación, tratando de que no se me quebrara la voz, no quería llorar, y le pedí, que por favor fuera a hablar con mis papás, pero lo más tranquilo posible. Que les dijera el resultado y que yo estaba bien, que iba a checar lo que seguía, que por favor ellos estuvieran tranquilos. Mis papás son personas de una gran fe en Dios y muy entregados a su servicio, pero estas noticias para nadie son fáciles.

La segunda llamada que hice fue a Javier, mi esposo, y le expliqué lo que me habían dicho, solo se oyó un silencio y luego me dijo: "No te preocupes, yo te voy apoyar en todo lo que se necesite". Esas palabras me llenaron de ánimo, porque ya les había dicho que estábamos separados. Cualquier persona hubiese aprovechado esa situación para hacerse totalmente a un lado, y él, al contrario, ni siquiera lo pensó y me dijo yo voy a apoyarte.

Le marqué a Cristóbal para que pasara por mí. En el camino le expliqué mi situación y no sabía qué decirme, pero con ver sus ojos y su mirada, supe lo que sentía y le dije: "Tranquilo, no pasa nada"; solo me apretó la mano.

Le comenté que me habían dado el nombre de dos médicos que estaban en la Clínica de Mérida, le pedí que me dejara allá, y simplemente me dijo: "No, yo te voy a llevar, no te preocupes".

Primero fuimos a ver a uno de los dos oncólogos, pero no estaba, se había ido a un congreso, pero había otro oncólogo ahí mismo, y me preguntó la secretaria que, si quería que me revisara él, le dije que sí. Me pasó y le expliqué la situación. Me revisó y dijo que me tenía que hacer una batería de estudios, que empezaría por la biopsia. De inmediato me hizo una cita para ese mismo día, a las cuatro de la tarde, y los demás estudios me los haría la mañana siguiente. Cristóbal me llevó al hotel, eran ya como las tres de la tarde.

La bendición de la familia y los amigos

Ya en el hotel contacté a mi hijo César para que me fuera a ver saliendo de su trabajo. Le dije que necesitaba hablar con él. En seguida comí y me preparé para irme a las cuatro para la biopsia.

Como a las tres y media se soltó una lluvia tan fuerte, que no pude salir del hotel y tampoco entendía el porqué. Muchas veces no entendemos los planes de Dios, eso me quedó muy claro en este proceso.

En ese momento me llamó Cristóbal: "Hablé con mi tío Luis, es ginecólogo, me dijo que antes de que te hagas algo lo vayas a ver. Le expliqué lo que te dijeron y me comentó que le gustaría platicar contigo". De alguna manera esas palabras me tranquilizaron un poco y no intenté más salir del hotel.

A las seis de la tarde llegó mi hijo, bajamos al restaurante y le platiqué lo que estaba pasando, no lo podía creer, pero me dijo: "Mamá, vamos a hacer todo lo que se necesite, todo va a estar bien, primeramente, Dios".

En la noche le hablé a mi hermano Anwar para preguntarle cómo estaban mis papás, porque, principalmente, eran ellos los que me preocupaban. Me comentó la manera en que se los dijo y me aseguró que estaban tranquilos; luego les contaré cuál fue la verdadera reacción.

Mi hermano me dijo que no me preocupara por nada, y de inmediato preguntó sobre el ultrasonido y la interpretación médica. Me informó que a las cinco de la mañana del día siguiente llegaría al hotel para apoyarme en las vueltas; una vez más comprendí lo equivocada que estaba queriendo estar sola, porque realmente, ¡cuánta falta hace la familia!

Una bella revelación

En mi habitación, aquella noche, me paré frente al espejo y supe que no me iba a dejar vencer. Tuve la seguridad de que iba a pelear con todas mis fuerzas porque soy una hija de Dios. En ese instante recordé las palabras que el Señor me había dicho: "Todo va a estar bien", y comprendí su significado.

Me sentí fuerte y me peleé con el tumor, le dije que no era mío, que no era parte de mí, que Dios iba delante de mí como Poderoso Gigante y que Él iba a pelear esta batalla.

Lloré, pero no de tristeza ni de compasión, tampoco de pensar por qué a mí, sino porque sentía la hermosa presencia del Señor que me llenó de paz, y pude dormir tranquila hasta las cinco de la mañana que llegó mi hermano.

Unas horas más tarde me llamaron mis papás dándome todo su apoyo y recalcándome que no estaba sola, que ellos iban a estar conmigo y que no me iban a dejar, que tuviera mucha fe en que todo iba a salir bien. Sus palabras me dieron fuerza. También me habló mi hermano David. Él se encargó de apoyarme gestionando los permisos en mi trabajo, para no tener ningún problema.

Muchas veces no nos damos cuenta lo que representa la familia. Desgraciadamente, hasta que se presenta un suceso de esta naturaleza empezamos a valorar.

A las tres de la tarde fuimos a la clínica Pensiones a ver al doctor Luis Heredia, quien de inmediato nos recibió. Le expliqué todo lo que me habían dicho hasta el momento. Revisó los estudios que llevaba, incluso los que estaban equivocados, y me auscultó. Se sorprendió mucho. Comentó que cualquier doctor podría detectar que algo estaba mal con solo observar el bulto en mi seno, cuanto más con la exploración y los estudios. Desde ese momento el doctor Heredia me inspiró mucha confianza y supe que Dios lo había puesto en mi camino.

Me dijo que tenía que realizarme los estudios que me había solicitado el oncólogo que había visto el día anterior, pero que no empezara con la biopsia, ya que primero se debían hacer los estudios no invasivos, porque si me hacía la biopsia en primer lugar, como me había sugerido el otro médico, al momento de realizarme la mastografía, saldría más lastimada.

De inmediato me hizo las órdenes y me consiguió las citas para la mastografía, tele de tórax y el ultrasonido abdomen-pélvico. Al día siguiente me hice todos los análisis de sangre y la biopsia; un día después, el último estudio que era el gamagrama óseo.

Todos los resultados salieron muy bien, a excepción de la mastografía, y la biopsia, claro está. Con ellos en mano, y sabiendo el tipo de cáncer que tenía, y la etapa en la cual estaba, el doctor Luis Heredia procedió a decirme lo que se podría hacer. Me contactó con un cirujano oncólogo, el doctor Douglas Canul Rodríguez, quien al revisar mis estudios me confirmó que era un Carcinoma Ductal Infiltrante de tipo hormonal y positivo al Her2 + (que es una proteína que promueve el crecimiento en el exterior, de todas las células mamarias), y que estaba en la Etapa 2B, así que aún había la posibilidad de operarlo antes del tratamiento, pero que tenía que ser una mastectomía radical: tenían que quitar todo el seno y retirar ganglios, porque a partir de la etapa 3 ya no se puede. Había que iniciar tratamiento antes, para reducirlo.

Se programó mi operación para el tres de octubre de ese mismo año en la clínica Pensiones; exactamente diez días después de haberlo detectado.

Regresé a Chetumal para resolver todo lo pendiente en la casa y el trabajo, ya que me iba a quedar un mes en Mérida. Mis papás dejaron sus compromisos y se fueron conmigo a esa gran aventura, a ese viaje desconocido.

Tengo que mencionar que, en Mérida, por la gracia de Dios, cuento con familia: mis tíos Cuate, José Ángel Morales Salazar, a quien le decimos así de cariño, y mi tía Genny Coronado. Hasta el día de hoy me siento como en mi casa cuando estoy con ellos, ¡los amo!

Dios me cubrió de ángeles aquí en la tierra, me fue mostrando el camino y abriendo puertas. No me cansaré de agradecerle las cosas maravillosas que hizo, que ha hecho, y seguirá haciendo.

Llegó el día de la operación. No te puedo decir que no estaba nerviosa, pero estaba toda la familia conmigo: mi esposo e hijos, mis padres, mis hermanos, los sobrinos, tíos y amigos. Además de un ejército de familia y amigos en diferentes puntos del país, que se pusieron en oración por mí. ¿Cómo podré pagar tanto amor? Ni con todo el oro del mundo.

La cirugía salió muy bien, gracias a Dios, lo único es que ni siquiera conocí el quirófano. En la sala de recuperación el anestesiólogo me explicó todo el procedimiento que me iban a hacer y me dijo: "Te voy a poner este líquido para que estés tranquila". Le respondí: "No se preocupe, estoy tranquila", pero de todos modos me lo puso, y desde ese momento ya no supe de mí, ni siquiera vi a los doctores. Cuando desperté estaba nuevamente en la sala de recuperación, y le pregunté que a qué horas me iban a operar. Me respondió que ya estaba operada. Ya se imaginarán mi cara, no lo podía creer, no sentía nada, estaba totalmente relajada.

Me llevaron a la habitación. Todos esperando y yo feliz de verlos. Tuve una recuperación muy rápida. No sentí dolor en ningún momento. Por la noche me fue a visitar mi cirujano. Me platicó cómo estuvo todo y se dijo sorprendido porque ni se me notaba en el semblante que me acababan de operar. Descansé muy bien esa noche. Al día siguiente me dieron de alta y pasé toda mi recuperación en casa de mis tíos, donde estuve rodeada de mucho amor y visitas que hicieron mejores mis días.

En la operación me pusieron un drenaje, al que yo le llamaba mi mascota, porque lo tenía que llevar a todos lados. Me lo quitaron a los ocho días, y desde ese momento me dieron permiso de salir. Claro, sin que estuviera en lugares con mucho calor o sol, así que ya se imaginarán, ¡no paré!

El tiempo de recuperación para que me quitaran los puntos sería de veintiún días, así que aproveché para empezar a buscar al oncólogo clínico con el que me iba a tratar. Yo quería uno que tuviese consulta particular, pero que también atendiera en el ISSSTE, ya que soy derechohabiente, y le empecé a pedir a Dios que Él nos indicara quien sería el médico, que Él lo pusiera en mi camino. Mis papás también oraban pidiendo que fuera Dios quien nos guiara en todo momento.

Recibí una llamada del suegro de mi hermano que es Pastor en una Iglesia de Villahermosa, y me comentó que una persona quería hablar conmigo, porque ella también había pasado por un proceso de cáncer y deseaba darme algunos tips. Me la comunicó, su nombre era Isela Zavala, yo le decía *hermana Ise*. Lo primero que me dijo fue: "Por favor, busque al doctor Franco, él está en la clínica Mérida"; luego me dio algunas recomendaciones y me repitió: "No deje de ir a ver al doctor Franco". Le agradecí su llamada y su recomendación, sin pensar que se convertiría en un ser muy especial en mi vida. Ahora ella es una mariposa que ya voló muy alto; fue una de las víctimas del trágico accidente aéreo en Cuba, pero sé que está en las mejores manos que podemos estar, ya que dio su vida por ayudar a las demás personas que pasaban por este proceso, pero, sobre todo, porque Dios era su máximo, y ella, una mujer totalmente entregada a su obra. Un beso hasta el cielo, mi querida *Ise*.

Al siguiente día recibí otra llamada de una amiga de Chetumal de nombre Sagrario, que me dijo: "Amiga, por favor, busca al doctor Franco, se encuentra en la clínica Mérida". Yo estaba sorprendida.

Más tarde, ese día, un maestro jubilado, amigo de mi padre, le comentó del doctor Tirso, que tenía consultorio particular y también atendía en la clínica del ISSSTE. Conseguí los teléfonos particulares de los dos médicos y dije: "Señor, voy a marcar a los dos números, y tú vas a poner en mi camino el que es para mí". Les marqué y ambos me dieron cita. Primero me tocaba con el doctor Franco. Cuando entré a su consultorio lo vi con su aspecto tan serio. Le expliqué lo que pasaba y le di mis estudios. Los revisó y se enojó muchísimo por lo que había pasado acá, en Chetumal, y procedió a explicarme lo que se haría. Con todo y su imponente seriedad, me dio mucha confianza y sentí claramente que con él debía estar. Para mi sorpresa me dijo: "Veo que eres trabajadora de gobierno, por lo tanto, tienes ISSSTE, así que por ese medio te voy a tratar, para que no gastes mucho". Yo le comenté que me gustaría que las quimioterapias me las pusieran fuera del ISSSTE, y me dijo que en su consultorio me las podrían poner. Lo único que necesitaba para empezar el tratamiento, era una contra referencia que me tendría que dar la clínica del ISSSTE de Chetumal, y con eso me podría tratar en Mérida.

De inmediato le llamé a mi esposo para que la consiguiera y le envié todos mis estudios; que serían requeridos para anexar a mi expediente y realizar el trámite. La burocracia en la clínica es tremenda, tanto, que tuve que mandarle un mensaje al director que estaba en ese tiempo, casi suplicando que por favor liberaran el citado papel, la contra referencia, y me lo pudieran hacer llegar para empezar mi tratamiento. Me contestó el mensaje y me dijo que se encargaría de entregarlo ese día.

Ya con el documento entregado en el ISSSTE de Mérida, inmediatamente el doctor Edwin Franco González procedió con el tratamiento, que consistió en diez quimioterapias, dieciocho Herceptin (que es un anticuerpo monoclonal), y veintiocho radiaciones.

Tengo que decir que con en el doctor Franco encontré a un amigo más que un médico; y me atrevo a asegurar que Dios lo puso en mi camino, como ha puesto a todos los doctores y personas que he conocido durante este proceso.

Viviré eternamente agradecida

Tengo mucho que agradecer. Primero a mi Señor Jesucristo, que hasta el día de hoy puedo decir confiadamente, ¡hasta aquí me ha ayudado el Señor! Ha sido mi Roca Fuerte, mi Fortaleza, mi Refugio, mi Consuelo y mi Fuerza. Gracias Papá, por tu palabra: Aquí está Papá y todo va a estar bien. Te amo mi Dios.

A mis Padres, que dejaron todo sin importarles nada para estar conmigo en todo tiempo, como hasta el día de hoy. Me siento bendecida por ese amor tan grande que nunca podré pagar. Han sido mis ángeles aquí en la tierra, y quiero aprender de ese gran ejemplo. Los amo con todo mi corazón, Dios me ama tanto que no me pudo haber dado mejores padres en este mundo. Los amo con mi vida.

A mi esposo Javier Chávez Ataxca, porque, a pesar de que ya no era su responsabilidad en ese tiempo, dio todo para apoyarme. Te amo y doy gracias a Dios por reconstruir ese amor tan grande que nos tenemos.

A mis hijos, por manejar tan bien todo ese tiempo que su mamá no pudo estar al cien con ellos; se mantuvieron creyendo en Dios que todo iba a estar bien. Los amo.

A Mis tíos José Ángel Morales Salazar (tío Cuate), y Genny Coronado (tía Genny). Los amo, tíos, y nunca alcanzarán las palabras para agradecerles tanto. Que Dios bendiga sus vidas en gran manera.

A mi familia entera: mis hermanos, mis tíos, mis primos que estuvieron peleando junto conmigo. Cuando sentía que no podía más, sus palabras y oraciones me levantaban.

Cuando hablo de mi familia, estoy hablando de los que viven acá y de los que radican en otras ciudades, que, aunque no estaban presentes, su corazón siempre estuvo conmigo.

Gracias, Mamá Jael, por todos sus mensajes diarios y por no dejarme ni un solo día a pesar de la distancia. Usted es mi ejemplo de lo que Dios hace en estos procesos, y era la que podía entender perfectamente lo que estaba pasando, ¡la amo!

A mis amigos (no puedo poner nombres ya que fueron muchos y no quiero que me falte ninguno), y hermanos de la Iglesia, que siempre estuvieron pendientes y orando. Fueron esas oraciones las que me mantuvieron de pie y me fortalecieron.

A las iglesias, que sin conocerme estuvieron orando por mi salud y que Dios oyó y llegaron a su corazón. Aquí estoy, agradeciendo con todo mi ser tanto amor.

Quiero agradecer infinitamente al doctor Edwin Franco González y a su gran equipo, que nos tratan como su familia: Maru Valle, su asistente, una chica maravillosa y amorosa; y Elmer Vallado, el mejor enfermero que pueda existir. El amor y la sensibilidad con que nos trata, ¡no tienen precio! Gracias a él se me ha quitado el miedo a las canalizaciones (bueno, solo me queda poquito). A Lupita, su asistente en el ISSSTE, también gracias por su amabilidad.

¡Gracias totales!

Porque yo, Jehová, soy tu Dios, quien te sostiene de tu mano derecha, y te dice: No temas, yo te ayudo. Isaías 41:13

ASÍ EMPEZÓ TODO

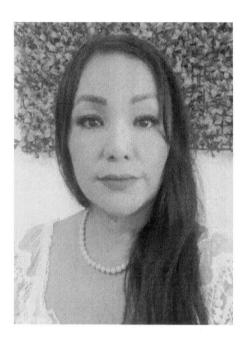

América Navarro Carvajal

Nací en la bella y tranquila ciudad de Chetumal, Quintana Roo. En 2015 fui diagnosticada con cáncer de mama; tenía treinta y cuatro años. Pero déjame que te cuente cómo lo descubrí: era finales de octubre del 2014, mes dedicado a concientizar, a nivel mundial, la detección oportuna de esta enfermedad entre la población femenina. Se realizaban eventos y había promocionales sobre el tema en todos los medios, de manera que recordaba hacerme la autoexploración. Vi un video muy detallado de cómo realizarla paso a paso en forma de caracol, y una noche, terminando de bañarme para ir a una fiesta, lo hice en un lapso no mayor de cinco minutos. Al ir revisando poco a poco hasta llegar a la parte superior de mi mama izquierda, encontré, para mi sorpresa, un nódulo en forma de óvalo, como de seis centímetros que nunca había notado, a pesar de su tamaño, pues se ocultaba al ponerme mi brasier; jamás sentí ninguna molestia.

Coincidentemente, una compañera de trabajo también tenía sospecha de algo maligno; le dolía un seno y secretaba un líquido blanco. Las dos fuimos por nuestra cuenta a hacernos los chequeos.

Lo que no esperaba

Entré al consultorio sola, pensando que me darían un tratamiento para deshacer el nódulo después de hacerme el ultrasonido, puesto que el técnico, previamente, me había dicho que era benigno. Por lo que no me había preparado mentalmente para que el resultado fuese otro.

Llegada la hora de la cita, el doctor Nelson Noriega Nolasco, de la clínica del ISSSTE de Chetumal, revisó el dictamen del ultrasonido, me mostró la sospecha de malignidad, y me dijo que no me preocupara; cosa imposible de hacer. Mientras él hablaba empecé a llorar. En mi mente se estaba formando un torbellino y dejé de escuchar todo lo que me decía, sólo era un bla, bla, bla, bla. Muchas interrogantes llegaban a mi cabeza ¿Por qué yo? ¿Cuánto tiempo me queda? ¿Qué va a ser de mi hijo? Sentí que tenía mis días contados. Cuando el doctor me vio llorando me dijo, imperativamente y dando un manotazo en el escritorio, que me calmara y que dejara de llorar, porque eso no era bueno para mi salud, pero, ¿cómo podía apagar el interruptor de mi llanto?

El médico y yo hablamos de la posibilidad de atenderme de manera particular o empezar mi tratamiento allá, en el ISSSTE, y como yo no contaba con el dinero suficiente para hacer frente a ese tipo de enfermedades en una clínica privada, le dije que ahí, y me puse en sus manos y en las manos de Dios, ciegamente. Mi cirugía se programó para febrero de 2015.

YOLO: You Only Live Once

Venían las vacaciones de diciembre. Antes de todo esto, le había prometido a mi hijo que nos iríamos a Cancún. Por lo que cerré los ojos, pedí un préstamo en mi trabajo, hicimos las maletas junto con mi hermano menor, y dije: ¡YOLO! No sé lo que venga, ni sé si tendré tiempo para disfrutar unas buenas vacaciones. Si sigo con vida, lo habré disfrutado bien, aunque debiendo dinero, y si ya no hay más tiempo para mí, al menos lo habré pasado feliz con mi hijo y mi hermano.

Disfrutamos de un tiempo maravilloso. Recorrimos, por quince días, mochila al hombro, todo Cancún y Playa del Carmen hasta hartarnos; yo solo pensaba en el hoy, en que estábamos vivos y juntos.

Un nuevo año, un camino difícil

Llegada la fecha de mi operación, el doctor extirpó el tumor mediante una tumorectomía con anestesia local, por lo que estuve consciente durante la operación. Me comentaba el médico que, conforme a su experiencia, parecía un tumor "benigno", pero mientras lo extirpaba se iba desbaratando. Al terminar, le pedí que me mostrara el tumor y me lo acercó. En un frasco estaba el pequeño monstruo hecho bolitas; como pequeñas borlas de algodón pigmentando de rosa; casi se veía inofensivo. Ahora sólo faltaba enviarlo a los laboratorios de Campeche para confirmar la sospecha.

Enfrentando los resultados

Pasaron tres meses para acudir a mi cita y conocer los resultados. Por fin había llegado la tan anhelada y temida hora de la verdad. Preferí presentarme sola a la cita, acostumbrada a enfrentar las cosas por mí misma y así resolverlas.

Aunque sabía que existía la posibilidad de que el resultado fuese positivo a malignidad, en el fondo de mí había una luz de esperanza de que fuera negativo y yo estuviera sana, y pudiese continuar con mi vida sin mayor preocupación, pero, contrario a lo que aparentaba a los ojos de los expertos del hospital, resultó ser un tumor maligno. A partir de ese momento, todo fue un viacrucis de estudios y trámites para enviarme al hospital de Mérida.

Mientras esperaba para cada estudio, venían a mi mente recuerdos de cuando nos preguntábamos de niños qué íbamos a ser cuando fuésemos grandes. En ese momento veía que todo era muy diferente de como lo había soñado. Comencé a cuestionarme si deseaba luchar para vivir, o si ya estaba cansada, o mejor me dejaba llevar. Por las noches, sin poder dormir, en medio de la oscuridad, acostada en la cama, me quedaba mirando hacia arriba, preguntando a Dios qué seguía, por qué había permitido que me pasara eso; el cáncer era la última forma de la que deseaba morir. De repente el techo se abría y yo sentía que me iba hacia el infinito. Ya no sabía si seguía despierta o si ya estaba dormida. El tiempo me parecía infinito entre un estudio y otro.

Mi madre, asustada, buscaba otros medios para apresurar la atención de mi cáncer. Desgraciadamente, sólo me encontré con las carencias en Chetumal. Acudí a médicos particulares en busca de otras opiniones y me hice nuevos estudios. De tanto cuestionar a los doctores, finalmente uno me contestó: "Desafortunadamente, Chetumal está en pañales en cuestión de conocimiento y tratamiento contra el cáncer".

Fuerzas para vivir

Soy madre soltera. Trabajo en una escuela en donde, como en muchos lugares, existen conflictos y energías negativas que intoxican el ambiente. Además, como cualquier ser humano, he sufrido decepciones personales y todo tipo de problemas para poder seguir adelante con mis metas. Mi hijo, de diecisiete años entonces, por su adolescencia, pienso, era ajeno a lo que yo estaba viviendo.

Un día me pregunté: ¿Quién desea que yo viva? La gente sólo dice: "Échale ganas", pero en algo como esto no se trata de "ganitas", sino de deseo de vivir, de tener fuerzas y poder dar tantas vueltas para estudios, doctores y tratamientos. Tenía que resolver los asuntos de casa, cuidar mi economía, mi trabajo, el diplomado que estaba cursando, y mi universidad: aún me faltaba titularme, y otros tantos proyectos que se iban a quedar estancados, sin fecha para concretarlos.

Tuve que preguntarle directamente a mi hijo, en virtud de que nosotros somos nuestra familia directa, sólo contamos el uno con el otro: "¿crees que yo te hago falta en la vida? ¿Por qué? Yo no quiero ser una mamá sólo de requisito, que sólo me tengas para no decir que eres huérfano". Requería escuchar: "Mamá, te necesito".

Ángeles en la tierra

Llegó el momento de confirmarles la noticia a mis allegados; todos me externaron su apoyo. Recuerdo de manera especial a mi querida amiga Caribe Rueda López, quien amorosamente, desde el primer momento me tendió su mano para ofrecerme ayuda, y a partir de ahí, a pesar de estar muy ocupada y con sus asuntos, hacía a un lado todo para ocuparse de mí de varias formas, incluso en la económica, sin saber cuándo podría yo devolverle los recursos, y, además, me apoyaba averiguando sobre buenos médicos y formas de pelear mi seguro de vida contra el cáncer.

Sin duda ella fue una de las personas que marcaron esa etapa en mi vida. A la vez fueron apareciendo otras personas que de diversas maneras me ayudaron tanto como lo requería. Me quedó claro que no estaba sola, que nunca lo estaría. En su momento lo agradecí y lo sigo haciendo.

Mi nuevo hogar

Finalmente obtuve mi cita en el ISSSTE Regional de Mérida, Yucatán, para ser atendida por un oncólogo. Mientras viajaba sentía todo tan fúnebre y triste, inclusive el autobús, con su clima que te calaba hasta la médula y te hacía acurrucarte buscando calor.

Una vez en Mérida, mientras elaboraban mi expediente, me preguntó una recepcionista que con quién iba a consultar, cuando respondí que con el doctor Franco, una mano frotó mi espalda y con voz dulce me dijo: "Chiquita, todo va a estar bien"; en aquel momento no sabía cuánto habría de significar esa persona en mi vida.

Al auscultarme el oncólogo médico, no encontró ningún tumor visible en mis senos. Nuevamente me mandó a hacer todos los estudios para enviarme al oncólogo quirúrgico.

Durante el ir y venir para los análisis y estudios, había una pregunta constante de los médicos y técnicos: "Por qué no me habían hecho una biopsia previa a la tumorectomía"; Entonces, yo no entendía la razón de ese cuestionamiento.

Llegó el momento de mi revisión con el oncólogo quirúrgico, quien me indicó que debía hacerme una mastectomía radical, o sea, eliminar toda la mama, y programó la operación para dentro de un mes.

Salí del consultorio con el alma deshecha. No entendía por qué debía ser así. Yo no sabía qué más hacer. Me senté y observé a tanta gente alrededor. Me sentía sola, sin orientación verdadera, en un hospital frío, indiferente e insensible, donde te echan las noticias como latigazos; como todo hospital de Gobierno.

Sólo quedaba, como siempre, callar y aguantar. Pensé que en adelante los hospitales y los consultorios serían mi nuevo hogar.

Mi encuentro con Las Colibríes

Antes de salir de la clínica, miré a mi alrededor y me topé con un letrero que decía: "Retomemos el vuelo". Leí que era un grupo de apoyo que estaba organizando un evento para mujeres con cáncer de mama que requerían pelucas, sombreros o chalinas, mientras recibían su quimioterapia. En ese letrero había un directorio de mujeres que invitaban a otras a llamarles para recibir orientación. Esa tarde, teniendo tantas dudas, llamé a una de ellas, la señora Mildred López de Maldonado, quien me escuchó atentamente, preguntó todo lo que me habían hecho, y me pidió que le enviara mi información para mantenernos en contacto.

Posteriormente me incorporó al grupo de las "Colibríes", quienes me recibieron con mucha calidez, y estuvieron pendientes de mí, como de otras compañeras nuevas en el grupo.

Las "Colibríes", todos los días, a primera hora, enviaban mensajes motivacionales llenos de fe y esperanza. Siempre pendientes unas de las otras sobre su estado; todas ellas eran sobrevivientes de cáncer. En mi siguiente viaje a Mérida, me fueron a conocer al hospital doña Mildred y Lupita Díaz Martínez. Esta última era la dueña de aquella mano suave que intentó tranquilizarme, sin conocerme, cuando llegué a registrarme al hospital.

Las "Colibríes" me cobijaron como a una hermana menor, pues hasta entonces era la más joven del grupo. Todas compartían sus experiencias y organizaban eventos y cursos. Allá estaba la doctora Flor Tanoira Díaz, con apoyo físico y psicológico. La sonrisa volvió a mi rostro. Me sentía comprendida y querida por esta nueva familia.

Todo sucede por algo que luego comprendemos

Llegó el día de mi operación y el doctor me informó que se tenía que posponer; había llegado una persona con un tumor terrible y era urgente ingresarlo a quirófano, por lo que yo tendría que esperar. Dentro de todo me sentí feliz, pues me aferraba a no perder una parte de mí. Mientras tanto, mi madre rogaba porque ya me operaran.

En ese lapso aproveché para ver a otro médico; siguiendo consejos de escuchar una segunda opinión. Él me dio la esperanza de no perder la mama, sino únicamente realizarme una mastectomía conservadora. Para entonces ya era más escéptica a los doctores, por lo que cuestionaba todo e investigaba más por mi cuenta, preguntaba a quienes ya habían pasado por ese camino, y descubrí que en el inicio el procedimiento no fue el adecuando, pues estuve en riesgo de perder toda la mama debido a que, en lugar de hacerme una biopsia, el ginecólogo me había practicado una tumorectomía, que había propagado el cáncer a mi piel. Cuando confirmé esto, un grito helado explotó en mi interior, pues todos me decían que ya no se podía hacer nada, y que mejor me dedicara a cuidar mi salud.

Necesitas una pareja

De lo más extraño e incómodo que me sucedió en ese tiempo, fue un comentario que me hizo un médico: Me dijo que me hacía falta un hombre. Sí, que necesitaba un hombre a mi lado que me apoyara y me sostuviera en mi enfermedad. Me le quedé mirando extrañada e incrédula, pero suspiré, me reí, y le dije que no, que este envío me había llegado a mí sola y que sola lo llevaría, sin ningún hombre. Aunque yo no estaba sola. Tenía el apoyo de varias personas, mujeres, en su mayoría, y por sobre todas las cosas, me estaba apoyando en Dios.

Pensé que aquel médico había rebasado sus límites éticos y profesionales con esa recomendación.

Llegó el momento de la cirugía

Además de lidiar con lo propio de mi enfermedad, que por momentos me hacía sentir impotente, estuve gestionando, de manera insistente, que la empresa MetLife pagara el seguro que había contratado por cáncer un año atrás, puesto que no aceptaba pagarlo, debido a que no declaré que tenía dermatitis; algo nada relacionado con mi padecimiento de cáncer, argumento absurdo.

La persona que me vendió ese seguro era un hermano de mi iglesia cristiana; recuerdo que le dije: "Voy a adquirir el seguro, primero Dios no me suceda nada y no lo utilice, pero esta enfermedad está sonando mucho, así que por cualquier cosa".

Cuando se confirmó mi cáncer, él ya no trabajaba para la aseguradora MetLife, así que me dirigí con quien había sido su jefe, que solo se cruzó de brazos y me dijo: "Pues si la empresa no lo quiere pagar, mejor ya no lo vendo".

Pese a todo lo que tenía encima, no quité el dedo del renglón.

Se acercaba el momento de mi cirugía y de nuevo me informaron que sería pospuesta, de manera que aproveché para insistirle al doctor de que me hiciera la mastectomía de un cuadrante solamente, y me respondió que lo checaría.

Una hora más tarde me dijo que sí; yo brincaba de la alegría.

Sé que un seno no te define como mujer. A muchas mujeres no les afecta tanto perder un seno, y me parece maravilloso y admirable. En mi caso, que adoro ir a la playa y ponerme mi traje de baño, hubiese sido una pérdida muy difícil de superar.

Llegué a escuchar que algunas mujeres decían que sencillamente te quitaban los senos y te ponían otros nuevos, implantes, como muchas artistas han hecho, y bien por ellas, pero para mí hubiese sido muy difícil y costoso atravesar ese proceso.

Por fin llegó el día de la operación y ya no se volvió a posponer. Hecha un manojo de nervios rogué al doctor que no fuera a cambiar de opinión. Me aferré a su bata y le pregunté: "Doctor, ¿qué me va a hacer?", me volteó a ver y me dijo: "Tranquila, mujer, será un cuadrante". Posterior a eso, recuerdo que me inyectaron un líquido que ardió como el chile más picante del mundo, pero que ayudaría a encontrar los ganglios infectados. A este procedimiento se le llama ganglio centinela. Al entrar el líquido en contacto con las células cancerígenas, provoca que estas se tornen de un color llamativo, y así el cirujano puede ubicar con facilidad los ganglios contaminados y eliminar exactamente los necesarios.

Aprendiendo a tomar baldes de agua helada

Ya recuperada de la cirugía acudí con mi oncólogo médico, quien me informó que se había logrado extraer todo el tumor, pero que, sin embargo, había que eliminar toda probabilidad de que quedara alguna célula maligna, por lo que me había programado seis quimioterapias: Una cada 20 días. Salí llorando del consultorio. Lupita Díaz Martínez trataba de tranquilizarme. Yo había entrado creyendo que no las recibiría.

Años atrás, cuando era muy jovencita y empezaba a escuchar hablar sobre el cáncer, y lo que padecían las personas a consecuencia de las quimioterapias, llegué a pensar que si me daba cáncer no aceptaría las quimios. Entonces prefería morir antes que sufrir de mareos, vómitos y quedarme sin cabello. Ahora estaba en esa situación que alguna vez fue hipotética, había llegado el momento de enfrentarla.

Nuevamente entraron en acción las bellas colibríes. Ellas, sin saber lo que yo pensaba, me trataban de animar; en especial la alegre Belem López, originaria de Dzilám González, Yucatán, quien vestía su turbante el día que se acercó a mí hecha una oleada de risas y cariños, y me orientó para ir por mis compresas de hielo, con el fin de que yo pudiese conservar los medicamentos que ahora serían mi nuevo coctel durante cada quimioterapia. Después, entre llanto y el tímido esbozo de una sonrisa, dejé que me condujera por donde sería mi ruta hacia el cuarto de quimioterapias.

Estas muestras de cariño se contraponían a la dureza y la falta de organización del sistema de salud pública. Si no fuera por ellas, hubiese estado más perdida y desalentada que un caribeño en el Polo Norte.

Se aproximaba la fecha de mi segunda quimioterapia, y yo esperaba que alguien de mi familia me pudiese acompañar, pero, por esos días, mi padre sufrió una parálisis cerebral parcial, por lo que no quise cargar la mano a mi mamá o a mi hermana, y haciendo recopilación de fuerza, acudí sola a mi segunda quimio. Una vez en la clínica, la enfermera se dio cuenta de que había acudido sola. Me encontraba yo en el pasillo con otros pacientes y sus familiares en espera de mi turno, cuando escuché, escuchamos todos, como aquella mujer me empezó a gritar molesta, alterada, que yo no debía haber llegado sola, qué cómo se me había ocurrido. Primero me sorprendí, y luego, obviamente, me molesté por la manera de dirigirse a mí, y le contesté que mi papá se había puesto mal y que yo no había tenido más opción que presentarme sola. Las personas que habían visto la desagradable escena trataron de calmarme, me dieron apoyo, y comentaron que la enfermera no tenía por qué haberme dicho eso de manera prepotente.

Yo estaba entre sorprendida y enojada. No entendía cómo me daba ese trato una servidora de la salud, cuando lo primero que nos recomiendan es estar tranquilas, porque los sentimientos y emociones negativos nos perjudican aún más a las personas con antecedentes de cáncer. Qué contradictorio que esa mujer tratara a una paciente de esa forma.

Cuando me presenté a la siguiente quimioterapia, la enfermera se disculpó. Me dijo que se había alterado por la preocupación de que algo me pudiese suceder durante o después de la quimio, y yo no tuviera a nadie a mi lado para auxiliarme.

En el cuarto de quimioterapia, cada paciente cuenta con un sillón reclinable mientras recibe su coctel vía intravenosa. Los enfermeros están pendientes para poner cada medicamento. Algunas veces me quedaba dormida durante la quimio. En otras ocasiones conocía y platicaba con los vecinos; personas de diferentes edades y estados. Ahí conocí a gente muy linda que hizo mi estancia más llevadera.

Después de la primera quimioterapia no la pasé mal; había tomado un suplemento para reforzar mis defensas, que me regalaron. Entonces, mi cabello, negro y lacio, me llegaba a la cintura. El doctor aconsejó cortármelo, pero, no lo hice.

A partir de la segunda quimio empecé a sentir mareos, náuseas y desagrado por la comida, pero, de nuevo, ahí estaban las Colibríes para aconsejarme qué beber para sufrir menos aquellos síntomas tan desagradables, como agua mineral con una pizquita de bicarbonato, nuestro gran aliado. Por otra parte, mucha gente empezó a aconsejarme tomar moringa, comer huaya, y consumir otros tantos productos que venden para contrarrestar el cáncer o paliar los efectos de su tratamiento. Otras personas me decían que era mejor no tomarlos, pues podrían ser perjudiciales. Claro, toda esa gente con buenas intenciones.

Después de la tercera quimioterapia mi cabello empezó a caerse.

Me sentía como un árbol que pierde sus hojas en el otoño.

Aunque nunca dejé de trabajar en la oficina, me veía obligada a faltar de tres a cuatro días después de cada quimio, promedio que duraban las náuseas, los mareos, y otros malestares. Luego volvía y actuaba como si nada pasara.

Las Colibríes, entre ellas Elvira Moguel, con quien más adelante otras compañeras y yo formamos otro grupo de apoyo en Chetumal, me arroparon con calidez, me obsequiaron turbantes y un sombrero, lo que agradecí, pero aún no estaba lista para usarlos. Un día salí con mi comadre Yanine y compramos una peluca semejante a mi cabello. Ahora, el siguiente paso para mí, difícil, claro, era ir a trabajar con la peluca puesta sin sentirme incómoda; me animé y lo hice. No faltaron quienes dijeron que me veía rara, ni los que se me quedaban mirando sin ningún disimulo. Yo lo resentí al grado de no querer salir más a la calle.

Llegó el momento de decirle adiós al cabello que me quedaba, pero no quería ir a una estética. Una amiga me prestó su máquina eléctrica y me encerré en su recámara para rasurarme sola, cuando de repente la puerta se abrió. Era su hija que se sobresaltó al verme y cerró la puerta, apenada. Ya me estaba acostumbrando a estas situaciones.

Doña Pelucas

En una ocasión me quedé en casa de mi amiga Caribe y por la confianza, llevé únicamente mis turbantes. Cuando me ofreció ir a la plaza, me quedé paralizada, pues nunca había salido así en público, no quería llamar la atención de la gente, porque para mí era obvio que alguien que usaba turbante era porque estaba enfermo de cáncer, e inevitablemente todos se le quedaban viendo. Caribe, mi amiga, me llevó a una tienda y me dio a elegir una peluca nueva. Yo estaba un tanto renuente, no quería que ella gastara en ese tipo de cosas, más ella insistió, de manera que tomé una peluca larga y castaña, de mechas muy bonitas, y, posteriormente, tomé valor y nos fuimos a pasear a la plaza comercial, y caminamos y reímos entre la multitud.

Las pelucas no duraban mucho tiempo porque no eran cien por ciento de cabello natural; esas son muy caras, llegan a costar más de diez mil pesos, y yo no podía permitirme ese lujo.

Dentro de lo que estaba viviendo encontré una distracción: Usar mi cara como un papel en blanco. Ahora tenía que dibujarme una cara todos los días. Remarcar mis rasgos, delinear mis cejas, que ya no tenía, y buscar la forma de disimular la ausencia de mis pestañas, así que decidí tomar cursos de maquillaje y eso me mantuvo ocupada y creativa. Por otra parte, como las pelucas que yo podía comprar me duraban poco, cuando se me echaba a perder una, compraba otra totalmente diferente, y me divirtió pasar de morena a castaña o rubia, con mechas onduladas, californianas, lacia...

Radiación

En esta última etapa ya estaba más tranquila, pero todavía experimentaba algunos síntomas. Las radioterapias me provocaron ampollas que aliviaba con una pomada que se indica para quemaduras.

Cada vez que iba a una sesión, mientras esperaba en la sala, trataba de conocer gente dispuesta a tener conversaciones e intercambiar experiencias y aprendizajes.

Actualmente llevo cuatro años de haber terminado mis tratamientos, y continúo en monitoreo, que dura cinco años. Sigo trabajando como docente, y he dado pláticas sobre la detección oportuna del cáncer entre mis estudiantes. No es un tema sencillo de hablar, y muy pocos quieren escucharlo. Nadie quiere hablar de enfermedades, nadie desea escuchar que es importante dejar de comer lo que hace daño, dejar de tener malas actitudes para con los demás, que solo sirve para hacer un caldo de cultivo para esta enfermedad, y otras tantas. Pero, mientras el mensaje llegue a una o dos personas, y eso influya para que realicen un cambio de hábitos, me doy por bien servida y lo seguiré haciendo.

Agradezco al Señor

El cáncer llegó a mi vida como un asesino silencioso y lo vencí. Ahora me queda una cicatriz para recordar por qué elegí vivir. Hoy doy gracias a Dios por seguir aquí conviviendo, dando un poco de mí y de Él en mis acciones de cada día. No me considero una guerrera, simplemente hasta que Dios quiera seguiré respirando. Yo le agradezco por haberme dado a gente tan valiosa que me ha acompañado en este recorrido.

No necesitamos que juzguen el porqué de esta enfermedad. Muchas veces quienes padecemos cáncer tenemos que soportar comentarios malintencionados como que es una maldición, o que seguro algo estamos pagando. No. Desde luego que no. Cualquier persona se puede enfermar sin importar el sexo, la edad, o la nacionalidad.

Tampoco se trata de conmiserarnos, pero se debe tener en cuenta que una persona que ha pasado por todo esto no regresa igual nunca. Nos deterioramos físicamente, pero nos esforzaremos por dar nuestra mejor sonrisa, una palabra agradable, y nos motivamos para estar al cien en todo y para todos.

Preferimos escuchar cosas positivas que nos haga sentir mejor.

Hoy estoy bien y deseo seguir en este mundo para amar y ser amada, para apoyar con mi experiencia a quien guste.

Hay muchas formas de ayudar a personas con cáncer en general. Desde el soporte emocional a través de grupos de apoyo, acompañarlos a sus consultas y tratamientos, ayudarles en su hogar y en lo económico; por lo costosa que resulta esta enfermedad. También podemos orar con ellos y por ellos y, sobre todo, con mucha paciencia y empatía.

A ti mujer, amiga, hermana que estás leyendo estas líneas, te invito a que acudas periódicamente a realizarte los chequeos de rutina, que, créeme, hacen la diferencia entre la vida y la muerte.

Es importante consumir alimentos nutritivos e ir dejando los productos altos en grasas o embutidos. Con esto ayudamos a nuestro cuerpo a tener suficientes defensas y a mantenerse sano.

Si tenemos salud, lo tenemos todo. A Dios toda la gloria y la honra.

EL AMOR DE MIS HIJOS ME HIZO FUERTE

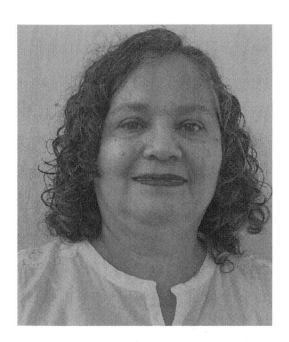

Noemí Guadalupe Pérez Sánchez

Me llamo Noemí Guadalupe Pérez Sánchez, soy una mujer altamente bendecida y feliz. Dios me premió con tres ángeles a los que llamé José Alberto, Paolina Alejandra y Ángel Alejandro.

Tengo cincuenta y cinco años, nací el veintidós de marzo de 1966 en Champotón, Campeche, pero mis padres, Víctor Manuel y Guadalupe, me registraron en Bacalar, Quintana Roo.

Él era de Tenosique, Tabasco, y ella es de Los Hornos, Guerrero.

Somos tres hermanos: Víctor Manuel, José Alberto y yo. Ellos son parte de mis raíces; el amor que les tengo es infinito.

Mi madre fue la quinta esposa de mi papá, ella era veintidós años más joven que él. Estuvieron juntos catorce años, hasta que la familia se fragmentó. Mi hermano Víctor Manuel y yo nos quedamos con mi padre, al poco tiempo, mi hermano menor, José Alberto, regresó a la casa a vivir con nosotros y yo me sentí responsable de él, era como una pequeña mamá de trece años, sin imaginar que tres años después, a los dieciséis, me convertiría en madre de verdad.

Estudié la educación primaria, hasta quinto año, en un colegio particular católico, en Chetumal, vivía en casa de un primo hermano. Luego me fui a Vallehermoso, Quintana Roo, a estudiar el sexto año, porque mis padres vivían en Graciano Sánchez, que mi padre bautizó La Pantera, un pueblo cercano que solo tenía hasta cuarto año de primaria.

La primera señal

Tres meses antes había sentido una bolita en la parte inferior de mi seno derecho. La tocaba y no desaparecía. Pensé que aparecía y desaparecía cada vez que me venía mi periodo, pero después de tres meses, unos días antes de ir a mi consulta en una clínica del ISSSTE, a donde acudo cada mes para que me den mis medicamentos para la presión, me palpé un lado de mi seno derecho y había un endurecimiento que llamó fuertemente mi atención. Estaban mis hijos varones conmigo en la casa y lo checaron; su comentario fue que tal vez se trataba de quistes. Al día siguiente me tocaba mi consulta y fui, pero no estaba mi médico, sino una doctora. Ella me checó y me dijo que se trataba de cuatro quistes. Yo pensé, ¿cuatro quistes? Aquello se sentía duro y abarcaba parte considerable de mi seno. En aquel momento le llamé a mi hija y le dije. Ella se movilizó, avisó a sus tías, y consiguieron que me atendieran en la UNEME. Una vez allá, me hicieron la mastografía y me dijeron que a lo mejor me llamarían en tres días para que me realizaran un ultrasonido en caso de que la mastografía no se viera bien, porque a mi edad podía no verse todo tan transparente.

Me fui a mi casa y al otro día me llamaron y me dijeron que fuera a la UNEME DEDICAM, Unidad de Especialidades Médicas para la Detección y Diagnóstico del Cáncer de Mama, de nuevo. Le avisé a mi hija y ella me acompañó. Me pasaron a un cuarto en donde hacen los ultrasonidos. Quisieron saber si había ido acompañada y les dije que mi hija estaba en la sala de espera. Me preguntaron su nombre y les dije que era Pao, Paolina, y salieron a buscarla. En ese momento sentí que no se trataba de nada bueno. Entró mi hija y me hicieron el ultrasonido y luego le explicaron a mi hija que habían encontrado algo que no les gustaba y que me tendrían que hacer una biopsia. Yo dije que estaba bien y pregunté que cuándo me harían la biopsia. Me respondieron que de inmediato fuera yo al Seguro Popular e hiciera mi trámite de afiliación para que no me costara la biopsia. Mi hija y yo hicimos todo y regresamos. Eso fue como a mediados de julio del 2014. Al día siguiente me hicieron la biopsia. Entonces el padre de mis hijos, mi exesposo, con quien mantengo excelente relación, les pidió a ellos que firmaran y sacaran la muestra para llevarla y que hicieran la biopsia de manera privada, porque en la UNEME tardaba de cuatro a seis semanas para que saliera el resultado. Él dijo que la pagaría para que supiéramos más rápido qué era lo que yo tenía.

Así se hizo. Mi hija entró a hablar con el director de la UNEME y se comprometió a llevarle el resultado de la biopsia una vez que lo tuviésemos.

La biopsia se hizo con el patólogo Cachón, que está sobre la calle Bugambilias, acá en Chetumal, y el resultado estuvo listo en quince días.

Lo que temía

Mi hija llegó la mañana de un sábado y me dijo: "Mamá, levántate, báñate, porque los resultados salieron positivos. Sentí un severo estremecimiento. Lloré unos cinco minutos, me sequé las lágrimas, y me metí a bañar. Ella me dijo que había que ir en ese momento para que me hicieran estudios en la clínica Carranza, porque me iría a Mérida a consultar con el doctor González Herrera el día once de agosto; estábamos a fines de julio. Cuando llegamos a la clínica ya estaba esperándonos allá mi otro hijo. Yo estaba muy callada, como que todavía no me caía en veinte. Mientras me hacían los estudios llegaron a la clínica mis cuñadas.

Llegó la fecha indicada y me fui a Mérida con mis hijos. El doctor González Herrera checó los estudios y me dijo: "Por lo que veo acá, efectivamente, es cáncer y es agresivo. Habrá que mandarlo a México, a patología, para que te podamos diseñar un tratamiento".

Me preguntó si tenía ISSSTE, porque él trabaja en el ISSSTE y allá me podía atender. Me pidió que le llevara algunos papeles y que hiciera mis trámites al día siguiente, doce de agosto, para que me operara el trece. Me dijo que me tenía que quitar el seno porque mi cáncer abarcaba desde el pezón hacia atrás, y en ese caso él recomendaba retirar todo el seno.

En ese momento me salieron las lágrimas y me las sequé. El doctor me dijo que si quería vivir me quitaba todo el seno, y que si no quería vivir solo me quitaba una parte y bajo mi riesgo. Le dije que sí quería vivir.

Después de que me operaron regresé acá, a Chetumal, y tuve que decir en mi trabajo lo que estaba viviendo. No me puedo quejar, tuve apoyo. En ese tiempo estaba como titular de CAPA, Comisión de Agua Potable y Alcantarillado, la licenciada Paola González Cetina, que me dio todo el apoyo que requería mi caso.

Al día siguiente de que me operaron regresé a Chetumal. Salí muy bien de la cirugía, no tenía dolor. Se me subió la presión después, pero me la controlaron. A los veintidós días regresé para que me retiraran el drenaje, y luego volví a consulta para que me extrajeran los puntos; dos se me infectaron, pero ahí mismo me los curaron y me volvieron a suturar sin anestesia, porque yo no sentía nada de dolor.

Empecé los trámites para pasar con el oncólogo clínico, porque pasé primero con el cirujano. Para entonces ya había llegado el resultado de la biopsia que se mandó a patología, a la Ciudad de México. Me dijeron que mi cáncer era de categoría 3B; había un tumor de dos milímetros que estaba a punto de expandirse.

Me dieron tratamiento.

Las temidas quimios

Empecé con las quimios. La primera fue el veintiocho de octubre del 2014; me dijeron que serían diez. Después de la segunda quimio, que fue el veinte de noviembre de ese mismo año, yo sentía que me dolía mucho la cabeza; me dolía el cuero cabelludo y cada vez que me peinaba se me caía mucho el cabello, pero yo todavía me resistía a que se me fuera a caer, y muy pronto, un día, después de bañarme, me estaba secando el cabello y me lo sujeté, porque lo tenía largo, me quedé con la coleta y me puse a llorar; mi hijo igual. Ya ni me lo peiné, solo me lo amarré, para que lo que quedaba no se me fuera a caer, y me fui a trabajar. Luego le comenté a mi hija, y ella me llevó a un lugar y me cortaron el cabello chiquito. Al día siguiente de eso, cuando fui a trabajar, mis compañeros me preguntaban que por qué me había cortado el cabello si lo tenía bonito; yo solo les dije: "Un cambio de look". Los más allegados sí sabían que yo estaba en un tratamiento contra el cáncer. Ese mismo fin de semana, mi hija me rapó.

Una compañera química, que ya había pasado por lo mismo, me llevó mascadas y me enseñó a ponérmelas. El lunes siguiente fui al trabajo y no fue fácil; me costó salir con la pañoleta en la cabeza, pero estaba decidida a enfrentar lo que viniera. Si no lo afrontaba yo, nadie lo iba a hacer por mí.

Me fui a trabajar y cuando llegué todos se me quedaban viendo. Mis amigas ya sabían y se me acercaron y me abrazaron. Uno de mis compañeros, en son de broma, se me acercó y me dijo que, si le podía leer la mano, como si yo fuera una gitana, y le contesté: "Claro que sí. Nada más que si traigo esta mascada en la cabeza es porque estoy enferma de cáncer". El señor quedó muy apenado. Mis compañeros se portaron muy bien conmigo, me atendían, me ofrecían su apoyo.

Fin de una etapa

El trece de mayo del 2015 terminé la etapa de las quimios, y de inmediato comencé con una serie de vacunas que me apliqué cada veintiún días, durante un año. En ese lapso recibí veintiocho radiaciones.

Estas vacunas eran sin reacción. O sea, no eran tan agresivas como las quimios.

El médico empezó a valorarme cada tres meses y luego cada cuatro. En agosto de 2016 me ordenaron vacunarme dos veces al año con Zometa: calcio, que es para reforzar los huesos. Esto lo debo hacer por lo menos de cinco a seis años. Ahora me valoran cada seis meses. Acabo de ver al cirujano y me dijo que estoy muy bien. Le llevé el estudio de marcadores tumorales. Comentó que el tipo de cáncer que tuve es muy agresivo, y que solo un sesenta por ciento de las pacientes se salva, y que yo estoy dentro de ese sesenta por ciento. Me dijo que volviera en octubre y que, de allá, me verá cada año.

¿Cómo me siento actualmente? Me siento bien. Tengo otros problemas, pero todo es parte de lo que tuve: Mucha retención de líquido, se me empezó a hinchar el brazo, pero ahí vamos, a darle a la vida.

No me pueden dar tratamiento para aminorar los síntomas de la menopausia porque mi cáncer fue hormonal, así que me cuido con ejercicio, alimentación y estoy bien.

Hoy en día una amiga mía está pasando por esto y le dije: "Aquí lo primero, es que te apliques con los tratamientos; que sigas al pie de la letra las instrucciones de tus médicos, y tu actitud. Nada es fácil en la vida, nada es fácil, todo depende de nuestra actitud para salir adelante con las pruebas que se nos presentan".

Referente a lo económico, agradezco a toda la familia, principalmente a mis hijos y a mi exmarido, que siempre han estado apoyándome en todo lo que he necesitado.

Yo me hacía mis estudios de manera particular cada año y representaba un buen dinero, pero entre todos lo solventaban.

Ahora me hago todos mis estudios en el ISSSTE porque así me lo solicitó mi cirujano oncólogo, para mejor control.

En mi trabajo jamás he tenido problemas porque tuve y sigo teniendo todo el apoyo. Nunca me descontaron un peso cuando tuve que ausentarme por asuntos médicos.

¿Qué si sentí miedo? Sí. Las quimios dan miedo porque vas a algo desconocido, pero es algo que uno puede aguantar y salir adelante. Muchas mujeres han pasado por esto y han salido vencedoras.

Aquí estamos, dando batalla, hasta que el Señor diga hasta aquí llegaste, pero mientras tanto, estamos vivas y hay que buscar alternativas, y la ciencia nos las da; nos da las armas para seguir luchando.

Quiero recomendar a todas las mujeres que lean este libro, que se auto exploren, y si no saben cómo hacerlo, acudan con los profesionales, o a su centro de salud o servicio médico. No dejen de hacerlo, porque luego puede ser demasiado tarde.

Deben estar atentas a cualquier síntoma, cualquier cosa que noten que no sea normal, y acudir al médico, no lo dejen pasar. Eso hace la diferencia entre estarlo contando y ya no estar.

La vida es maravillosa, vamos a darle el justo valor.

NUNCA SOLTASTE MI MANO

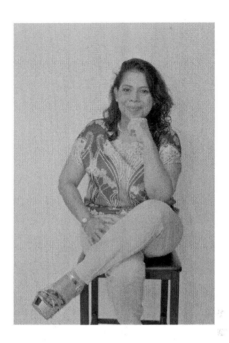

María Elena Ramos Tescum

"Háblame de tus noches inciertas del daño que esconde tu cuerpo, de goteros recorriendo tus venas para curar el mal de tu pecho. Uniremos nuestra fuerza, lucharemos hasta el final, hasta verte amiga, curada y liberada de todo mal".

Antonia Navarrete Lebrato.

Agradezco de todo corazón a quienes me sostuvieron en este proceso:

A Dios, a Jesús, a la virgen María, a Carlos, José Carlos, Emiliano, a mis padres, hermanos y hermanas, mis cuñados, a mis doctores Edwin y Enrique, a las Madres Clarisas, a los ciudadanos de corazón, Martha, Elenita, Aurea, Armando, Renán, Claudia, Emanuel, Malú, Yolanda, Maribel, Vero, Pily, Yenni, Malena, Esteban, Mirtha, Mary, Éricka, Beli, Lore, Miss Lorena e Inés, Idalia, Melissa, Dulce, Brenda, Marcelino, Colegas de trabajo, Avril, Gina, Crhis, Rafa, Carmen, Vicky, Elvi, América, Marisol, Clara, Ana, Flor, Paty, Lucy, Magy y a quienes mi memoria no recuerda, pero, que en alguno de mis momentos de lucha estuvieron allí para solidarizarse conmigo.

Uno que otro ha salido de mi vida, pero la experiencia y la consciencia que obtienes de esas relaciones es tan fuerte, que a veces tenemos que reconocer que es necesario dejar salir de nuestras vidas a quienes ya han cumplido un propósito.

Escribo estos párrafos con la esperanza de que las mujeres y hombres que lo lean puedan identificarse y darse cuenta de que todo es posible, que aun cuando nos hayan diagnosticado cáncer en alguna parte del cuerpo, sin importar la fase, somos fuertes y podemos luchar para salir adelante; que siempre hay motivos para levantarse cada día. Así que, si están diagnosticados, no se angustien, a mí me ocurrió lo mismo en noviembre de 2015, y con el favor de Dios aún sigo aquí, con más fuerza, haciendo mi vida día a día, disfrutando de las cosas simples, trabajando, cuidando a mi familia, mi cuerpo, mi mente y espíritu.

En este punto es indispensable saber que no están solas, que esta experiencia está llena de aprendizaje que te hará más fuerte, valiente, paciente, fervorosa, confiada, sensible, empática, solidaria y sabrás que, sin lugar a dudas, tienes un propósito mayor.

Les compartiré algunas reflexiones que me ha dejado vivir esta experiencia.

¿Cómo empezó todo?

A estas alturas del proceso estoy convencida de que nosotros somos y atraemos lo que pensamos, que la realidad se construye día a día con nuestros pensamientos y emociones. Cerca de mi casa había muchas mujeres que pasaban por la experiencia del cáncer. Yo me sentía tan aterrada, que cada acción que realizaba pensaba: "Esto da cáncer". Por ejemplo, si tenía que calentar algún alimento en el horno de microondas, cargar el celular dentro de mi cuarto, o pasar por una antena de señal de celular, me sentía muy expuesta.

Por supuesto que cada año asistía a mi chequeo de mamografía y Papanicolau. Recuerdo que tenía diez meses del último chequeo y en una Campaña Rosa, del gobierno del estado, asistí a la Unidad de Especialidades Médicas para la Detección y Diagnóstico del Cáncer de Mama, UNEME DEDICAM, a realizarme la mastografía. Por aquellos meses estaba postulándome para estudiar una segunda maestría; me desempeñaba como subdirectora de comunicación de una importante institución; participaba en actividades partidistas, y, además, atendía mis actividades familiares.

Cuando tú te niegas a hacer una pausa en tu vida, la misma vida se las ingenia para que la hagas a la fuerza.

Una semana después de realizarme el estudio me llamaron al celular; recuerdo ese día claramente: estaba preparando un examen cuando contesté el teléfono. La verdad es que me asusté mucho, aunque, la señorita de manera sutil me citó en tres días para un nuevo ultrasonido. Intenté clarificar con ella qué tipo de situación había, pero no me dio más detalles. Le llame a Carlos (en ese entonces mi esposo), para comentarle, pero no le dio importancia y trató de calmarme asegurando que se trataba de un error. Ese fin de semana viajé con mi familia a un "Todo incluido" en la ciudad de Cancún. No disfruté mucho; estaba angustiada pensando en los resultados.

Llegó el día del ultrasonido. Carlos y yo acudimos a la cita. Inmediatamente me pasaron a la oficina de la trabajadora social, quien comentó que el doctor, con base en el resultado de los estudios, tenía una alta sospecha de cáncer. Nosotros le hicimos muchas preguntas y le expusimos nuestras dudas; ella respondió que podíamos buscar una segunda opinión, y fue a buscar al doctor para que me practicara el nuevo ultrasonido. Al mirar hacia el lado derecho de la oficina, vi un pintarrón, allí estaban escritos los nombres y seguimientos de otras mujeres diagnosticadas con anterioridad; de doce nombres, observé que por lo menos en cinco de ellos, decía fallecida y la fecha. ¿Puedes imaginarte el miedo que se apoderó de mí?

Quería salir corriendo de esa oficina y rogarle a Dios que el diagnóstico fuera equivocado, sin embargo, después del ultrasonido se confirmó la sospecha.

En ese momento ofrecieron hacerme una biopsia y enviarla a un hospital público, los resultados estarían listos en tres meses.

Tomé el teléfono y envíe un mensaje a mis hermanos, somos nueve, alguno de ellos podría orientarme. Mientras tanto, fuimos a ver a mi ginecóloga de toda la vida para plantearle la situación; en el fondo, buscábamos con desesperación que desmintiera el diagnostico.

Ella nos comentó que existe una alta tasa de supervivencia cuando el cáncer se detecta a tiempo, y que recomendaba, inmediatamente, buscar tratamiento fuera de la ciudad (aún no teníamos idea de la magnitud del caso).

La ayuda por parte de mis hermanos llegó de inmediato: mi hermana que vive en Mérida llamó y dijo: "No permitas que nadie te tome una biopsia, tomar un estudio como ese requiere cuidado, vente a Mérida, acabo de conseguir una cita con el mejor cirujano oncólogo del sureste".

Con el total apoyo de mis jefas, al otro día estaba rumbo a la ciudad blanca para visitar al cirujano oncólogo. Él se portó amable y cauteloso, revisó el seno y después de remover un poco, me dijo: "Sí, señora, aquí tiene un racimo de quistes, usted no los siente porque están muy adentro". Aún en ese momento Carlos y yo no aceptábamos el diagnóstico. Dándose cuenta, el doctor nos dijo: "Si parece un pato, tiene alas, pico y grazna, todo indica que es un pato. Le mandaré a realizar una biopsia por trucut, también conocida como punción con aguja gruesa, y así confirmaremos que tipo de pato es; si es blanco, negro o gris, y con qué tipo de escopeta le daremos".

Después investigué que hacer una biopsia con aguja gruesa (BAG) o trucut, es una alternativa a la biopsia quirúrgica abierta, que permite realizar un diagnóstico de mayor certeza del cáncer de mama.

El médico con todo el optimismo me mandó a la biopsia. Tuvimos que rogarle al jefe de radiólogos de la clínica para que me la realizara con urgencia; la cita más próxima era para la siguiente semana y nosotros veníamos de otro estado. Nos vio tan desesperados, que accedió. Después del estudio mi hermana me dijo vete a casa, yo recogeré tus estudios en cinco días y te llamaré. En ese momento tomamos carretera. Nuestros hijos ya habían estado varios días solos con la señora que me ayudaba en casa. Fue un trayecto silencioso y largo.

La espera fue terrible, angustiante, dejé de comer ante la incertidumbre y pensaba: "Las personas no se mueren por el cáncer, se mueren por la angustia". En ese punto, el estrés me superaba; había escuchado tantas cosas terribles sobre el cáncer.

Mis hijos, José Carlos de dieciséis años y Emiliano de once, notaron mi estado de ánimo. Mi esposo y yo decidimos decirles que al parecer habían salido mal los estudios realizados, pero, que no estábamos seguros, que esperaríamos la llamada de su tía. Nosotros seguíamos negados a la verdad.

Llegó el día de los resultados. Yo estaba ansiosa en espera de la llamada que sería por la noche, entonces, decidimos ir a caminar por el bulevar; y digo decidimos, porque le agradezco a Carlos que no me dejó sola ni un momento. Siempre estuvo junto a mí haciéndome ver el lado positivo de cada situación que se nos presentó, solidarizándose conmigo.

Una vez de regreso en casa, mis amigas, que estaban pendientes de lo que ocurría, no dejaban de mandarme mensajes de aliento. Al fin sonó mi celular; la llamada más amarga que puedes recibir, endulzada, desde luego, por mi interlocutora. El diagnóstico era carcinoma ductal invasor, es decir cáncer. De hecho, tardé algunos meses en poder decir y escribir la palabra cáncer; creía que al decirla en automático aceptaba la enfermedad.

Mi hermana me dijo que el médico recomendaba la cirugía del seno izquierdo en los siguientes días. Que acomodara todo en casa y el trabajo porque debería estar en Mérida por lo menos seis días, para estudios previos, operación y posoperatorio. Ese día desconecté el teléfono, no deseaba hablar con nadie. Necesitaba tiempo para entender, asimilar y dar el siguiente paso.

Al colgar el teléfono Carlos y yo nos dimos un abrazo largo. Apenas podía llorar, estaba en shock, no lo creía, era una mujer completamente sana desde niña, fuera de mis partos, jamás había estado en una clínica. Había crecido con una alimentación saludable, sin beber en exceso, sin fumar, creyente, estaba en un momento pleno de mi vida. ¿Que seguiría? ¿En qué etapa estaría el tumor? ¿Cuánto duraría el tratamiento? ¿Lo soportaría? Y la pregunta más difícil que se puede hacer una madre de familia, ¿lograría ver crecer a mis hijos, la secundaria de Emiliano y la Universidad de José Carlos?

Carlos me dijo: "Juntos hemos afrontado situaciones peores y hemos salido adelante, vamos a enfrentarlo paso a paso". Decidimos decirles a nuestros hijos, a su edad no puedes ocultarles nada, y era mejor que lo supieran por nosotros y no por otras personas.

José Carlos lo tomó con gran madurez, aunque al paso del tiempo me dijo que lloró mucho a solas. Emiliano estuvo triste mucho tiempo, aunque intentaba disimularlo conmigo, sus maestras lo notaban ausente. De hecho, de los maestros, papás y alumnos de su escuela, recibimos todo el respaldo y cariño inimaginables.

No sabes cuántas personas te quieren, admiran y respetan hasta que estas en una situación límite.

Actualmente soy la jefa de mi familia. Me separé de Carlos. Mi hijo José Carlos estudia la carrera, y, mi otro hijo, Emiliano, ya cursa el bachillerato. A veces pensamos que después de vivir una experiencia que te pone de rodillas todo será color de rosa, pero, no siempre es así. La vida nos prueba una y otra vez para saber de qué estamos hechas; no queda más que soltar y confiar, obteniendo un poco de aprendizaje, sabiduría y agradecimiento de cada etapa de nuestras vidas. Ninguna mujer fuerte es protagonista de una vida fácil.

Las cirugías

Desde ese momento llegó a mi cabeza la frase de filipenses 13, "Todo lo puedo en Cristo que me fortalece". Fui diagnosticada el siete de noviembre del 2015, y el día once del mismo mes, ya entraba a cirugía.

Hay una delgada línea entre lo humano y lo divino, durante la operación sentí todo el tiempo la presencia de mi madre y mi padre cerca de mí. Todo salió bien. El cirujano oncólogo es un hombre muy positivo y cariñoso. Un atributo raro en un médico tan experimentado.

Este mismo médico, después de recuperarme del tratamiento, me sugirió, para evitar recaídas, una segunda cirugía que consistió en retirar la matriz, ovarios y trompas, debido a que el cáncer fue de tipo hormonal, es decir, causado por una excesiva producción de estrógenos en mi cuerpo; yo utilicé más de ocho años anticonceptivos, primero, para no embarazarme recién iniciado mi matrimonio, y luego, para espaciar el número de hijos. Particularmente, no recomiendo el uso de estrógenos, es mejor cuidarse con otros métodos, pero, claro, siempre lo deben consultar con su médico.

Durante la recuperación de la primera cirugía, me acerqué a una querida amiga psicóloga, y ella me dio mucho apoyo emocional. También le llamé a una amiga de la preparatoria con un diagnóstico similar, que tenía, por lo menos, seis meses de tratamiento. Los consejos de ambas fueron primordiales para mí: confiar en Dios, no renegar, cuidar mi alimentación y sueño, encontrar el propósito, preguntarme no el porqué, sino el para qué. Me dijeron que este era un maratón que apenas iniciaba. Que tendría mucho apoyo al principio, pero, al final, solo yo podría ganarlo y observar quiénes llegaron a la meta conmigo; no se equivocaron.

El tratamiento de quimioterapias, radioterapias y terapia hormonal

Después de ser operada, recibí seis quimioterapias en Mérida; quiero que sepan que no son como las describen, yo las comparo con las mujeres embarazadas; te platican y te platican de sus dolores de parto y cómo les fue, pero, cuando tú das a luz, lo vives de otra manera: diferente, agradecida, bendecida.

Lo que quiero decirles es que no se dejen influenciar por amigos bienintencionados que te platican lo que le pasó a su tía, a su prima, o a su hermana. A ti que estás a punto de vivir o ya vives esa situación, te digo: No a todos les va igual. Lo que tienes que hacer es cuidar tus pensamientos, tu alimentación, tu descanso, tu vida espiritual y emocional, tu actitud, y cuidar lo que escuchas y de quién lo escuchas. Así como un atleta se prepara para una competencia, así te debes preparar para salir fortalecido de una de las pruebas más enriquecedoras que la vida te puede ofrecer.

Para mí siguieron veintiocho radioterapias, que tuve la fortuna de vivir llena del amor y compañía de mis hermanas, primas y tías, que se turnaron para cuidarme, así como de mis amadas amigas yucatecas, con quienes me reencontré después de veinte años de no vernos. Esos espacios fueron propicios para abrazarnos, contarnos nuestras historias, y profundizar en ese lazo entrañable.

Puedo decir ahora que no fue un proceso fácil, pero tampoco fue lo peor que pudo pasarme. Esta experiencia me sirvió de mucho aprendizaje. Me apoyé en Dios, en la fe, en la confianza, en el amor, y agradecí a la vida todo lo que me había permitido vivir, convivir, viajar, disfrutar, y me entregué, como una recién nacida, en las manos de Dios.

Estoy segura de que el cáncer no respeta sexo, edad, credo religioso, filiación política, estatus ni estilo de vida; llega y se instala como un compañero que te viene a enseñar, y se va una vez que hayas aprendido el mensaje que trae.

Esta experiencia de vida me llevó a hacer cambios drásticos y positivos: escuchar las señales de mi cuerpo cuando está cansado, vivir sin estrés, establecer mis prioridades, respetar horarios de alimentos, comer sanamente, realizar ejercicio, tomar las cosas con calma, ser empática y solidaria con los demás, nutrir mi vida espiritual, tener una actitud positiva, aunque esté sintiendo que el escenario no es el mejor. Ahora, cada mañana, desde el doce de noviembre de 2015, despierto y lo primero que hago es elevar una plegaria a Dios y a la virgen María Reina de la Paz, agradeciéndoles un día más de vida, y pidiendo que me den dirección para conocer y entender mi propósito y misión en la tierra. No sé si es un deseo ambicioso, pero solo pido dejar un mundo mejor y más justo que el que yo encontré en 1970.

Sugerencias sobre lo que no debes decirle a un paciente con cáncer

a) Decirle que está demasiado delgado, ojeroso o peor aún, desmejorado. Sorprenderte desfavorablemente al verlo; si no sabes qué decir, es mejor guardar silencio, y, aunque a ti te cueste porque lo quieres, bríndale una sonrisa y un abrazo afectuoso.

b) Decirle que su enfermedad es causada por él mismo; ya sea porque no perdona, o porque es rencoroso, o es enojón, aprensivo o emocional. Definitivamente el cáncer es una enfermedad que requiere tiempo de reflexión, de interiorizar situaciones que hemos vivido, y si hay asuntos sin resolver, debemos finiquitarlos.

Sin embargo, no existen fundamentos científicos que determinen que las situaciones emocionales que viven las personas les causen cáncer.

c) Decirle que "le eche ganas". Sé que tu mejor intención es levantarle el ánimo, pero si no lo acompañas diariamente en el proceso, no tienes idea del esfuerzo diario que realiza para levantarse, animarse y luchar día a día por salir adelante. Mejor pregúntale cómo puedes apoyarlo. Una de las primeras batallas contra el cáncer es librada desde tu mente; es poderoso el miedo constante a que no funcione el tratamiento o a una recaída. Cuando charlo con mis amigas compartimos los miedos e inquietudes que surgen cuando nos realizamos estudios de control y seguimiento. Yo he aprendido a poner todo en las manos de Dios y cuando lo hago, dejo de sentir temor porque sé que todo lo puedo en Cristo que me fortalece.

d) Platicarle lo que vivió tu vecino, hermano, compañero de oficina o suegra, extendiéndote en detalles sobre las molestias que acompañan a la enfermedad. Cada proceso es diferente, así como cada diagnóstico, edad, constitución física, actitud mental y fortaleza interior. Es decir, no les va igual a todos. Lo peor que puedes decir es: "De eso murió fulanita". Mejor pronostícale que le va a ir muy bien.

Siempre les digo a mis amigas que pasan por lo mismo: "Estamos obligadas a ver la escalera hacia arriba y mirar a todas las que lo han superado, que gracias a Dios cada vez somos más, y hacer oración por las que han caído librando la batalla".

Lo que te sugiero hacer es:

1. Como cada proceso que inicia es nuevo para nosotros, te sugiero que leas un poco, si te encuentras de ánimo, acerca de la enfermedad. Confieso que leí poco sobre ella, el miedo me acobardaba cada que tomaba algún libro, pero tengo amigas que leyeron "de cabo a rabo" acerca de la situación, y cuando asistían a sus consultas hacían las preguntas necesarias hasta satisfacer sus dudas.

2. Sabemos que la actitud de un paciente influye en la capacidad para beneficiarse de un tratamiento. En el caso de los médicos, es indispensable tener el tacto y la sensibilidad necesarios para decirle al paciente que tiene cáncer, explicarle cómo es la enfermedad, en qué etapa se encuentra, cómo será su tratamiento, y, sobre todo, tener la paciencia suficiente para resolver todas sus dudas. Les cuento que, en mis primeras citas con el oncólogo, tenía terror de preguntar; pensaba que la respuesta siempre sería desfavorable. Con el tiempo me fui adaptando y ahora trato de salir de mis dudas. Así que mejor pregunta, y si es necesario escuchar una segunda opinión, búscala.

3. En el caso de los familiares cercanos, es importante informarse acerca de la enfermedad, ya que existen demasiados mitos al respecto, sobre todo de curas milagrosas. La mejor forma de dar acompañamiento es cuidar al paciente y distraerlo, si así lo necesita.

4. Jamás decir "mi cáncer". No lo hagas tuyo, reconócelo como un maestro que viene a enseñarte algo que necesitas saber, pero no personalices la enfermedad o los achaques; considero que será más difícil dejarlos ir.

5. Si en el ámbito laboral te encuentras en posición de autoridad respecto al paciente, bríndale todas las facilidades, piensa que ya lleva una carga difícil de sostener como para que le causes más preocupaciones. Las personas tienen derecho a recibir su tratamiento con las facilidades necesarias, especialmente los que viven en lugares donde no se encuentran suficientes médicos especialistas, y deben trasladarse a otras ciudades.

6. Haber padecido cáncer en alguna etapa de tu vida, te obliga a realizarte chequeos de forma regular, aunque el médico tratante te haya dado de alta. A veces, en algunas visitas posteriores, surgen asuntos médicos que atender y hay que tomar al toro por los cuernos con buena actitud, para recibir el tratamiento médico adecuado.

Las ayudas

Yo recibí todas las bendiciones del mundo. Mis jefas y jefes me apoyaron de manera incondicional desde el inicio del tratamiento.

Mis compañeras y compañeros de trabajo, mis amigas y amigos, mis parientes, mis vecinos, los padres de los compañeros de mis hijos también. Para todos ellos mi cariño y agradecimiento.

Recibí toda clase de regalos: sangre, abrazos, besos, consejos, llamadas, oraciones, imágenes religiosas, cirios pascuales, visitas de diferentes iglesias para acercarme a la Palabra de Dios, cartulinas con mensajes de aliento, libros, discos, cartas, poemas, turbantes, alimentos, almohadas, sabanas de viaje, pulseras, mascadas, llaveros, cosméticos…

La dieta: Fui con una nutrióloga que ya había pasado por el proceso del cáncer, así que no solo me apoyó con la dieta, sino que me brindó innumerables consejos para sobrellevar el tratamiento. Es necesario modificar nuestra alimentación; diariamente tomo un jugo verde por las mañanas y procuro comer muchas ensaladas.

Las recomendaciones generales son: disminuir carnes rojas, lácteos, productos con conservadores, enlatados, embutidos y productos con cafeína. No pierdes nada con intentarlo.

La psicóloga o tanatóloga: Si es posible visita a una, para que puedas trabajar tus emociones, temores y el duelo. Enfócate en ver las situaciones diarias desde un punto de vista terapéutico. Yo fui asistida durante cuatro meses, vía remota por *Skype*, por una excelente psicóloga-oncóloga de la ciudad de México. La verdad, el proceso fue más fácil con su apoyo.

Yoga o actividades recreativas: En mi caso, practicar yoga kundalini me ayudó a llevar el proceso de manera más relajada, consciente de mi cuerpo, mente y alma. Además, me permitió ver las situaciones desde una filosofía distinta.

Imagen: El tratamiento de quimioterapia, al menos para cáncer de seno, provoca la caída de cabello, cejas, pestañas y si se prolonga, las uñas se vuelven quebradizas y la piel cambia de color. Yo tuve la bendición de que mis cejas, pestañas y mi cabello, empezaron a disminuir casi al final del tratamiento, y tan pronto terminé la última quimioterapia empezó a salir de nuevo; más blondo y abundante. No tengas miedo de visitar a tu mejor amiga o a la estilista, y deja que te ayude y te enseñe, si lo requieres, a maquillarte o a ponerte el turbante.

Los remedios caseros: Yo tomé todos los que me sugirieron, desde caldo de paloma, víbora de cascabel en pastillas o en pieza completa, té de hojas de guanábana, té de diente de león, hasta miel con ajo y no sé cuantos más; tampoco pierdes nada con probarlos.

Anecdotario: Una de las anécdotas que recuerdo con cariño fue que mis hijos se raparon el cabello por solidaridad conmigo, y cuando sus compañeros de escuela se enteraron, por solidaridad también, se cortaron el cabello cortito.

Mi hijo Emiliano, el diez de mayo me escribió una carta magnifica, llena de sentimiento que nos hizo llorar a muchos.

Una vieja amiga me trajo a casa a María, la Virgen de la Paz. Durante las nueve noches que le rezamos, recibimos regalos en forma de cristales de todos tamaños, formas y colores, así como escarcha de diferentes colores, que caían de la nada. Mucha gente fortaleció su fe, pero para mí, fue el signo más cristalino de que Dios ha estado siempre de mi lado en cada paso que doy.

Los propósitos

Un objetivo muy claro es estar en la disposición para servir a otras mujeres que están pasando por la misma experiencia. Les puedo compartir que durante el segundo mes de tratamiento se cristalizó el grupo de ayuda Ciudadanos de Corazón, con el lema: "Que una mente altruista pueda nacer donde no ha nacido y se incremente donde ya existe", conformado por aproximadamente veinticinco amigos y bienhechores, con quienes vamos a hospitales mes a mes, para llevar cenas a los familiares de pacientes que se quedan a cuidarlos por la noche.

Apoyamos causas de niños y mujeres con cáncer, así como a familias y abuelitos desamparados.

Las actividades y el grupo se replicaron en Mérida, y hoy allí tenemos quince Ciudadanos de Corazón, adoptando una filosofía de ayuda al necesitado.

Por otro lado, con ayuda de una amiga que también pasó por la experiencia del cáncer; el apoyo del Instituto de capacitación para el trabajo, de Quintana Roo, el ICAT; las facilidades del Centro de Rehabilitación Integral de Quintana Roo, el CRIQ; y con la solidaridad de la licenciada Alondra Herrera Pavón, logramos traer a Chetumal el curso: "Drenaje Linfático Manual y Manejo del Linfedema", para veinte terapeutas quintanarroenses. Es importante decir que en la Península de Yucatán solo había dos terapeutas especializados en linfedema, que es una acumulación de líquido linfático en los tejidos adiposos, justamente debajo de la piel. Esto es como una obstrucción que genera inflamación y malestar. Con frecuencia se presenta en brazos y piernas, pero también puede aparecer en rostro, cuello, torso, abdomen y órganos genitales. Gracias a este curso se han beneficiado cientos de mujeres que acuden al CRIQ en busca de una terapia que les ayude cuando esto les ha sucedido como consecuencia del cáncer de mama.

Actualmente trabajamos en Chetumal en el proyecto: La casa del ciudadano que supera el Cáncer, concebido como un espacio en el que mujeres, hombres y niños que atraviesan por una enfermedad grave y desgastante como el cáncer, puedan acudir y recibir orientación psicológica, acompañamiento en sus etapas, esparcimiento, nutrición, recreación y orientación médica, entre otros servicios.

La victoria

Es difícil apartarse de la idea de estar enferma de cáncer una vez que el tumor ha sido removido, y las quimioterapias y las radiaciones también. Los estudios confirmarán que ya no hay rastros del tumor, por lo tanto, no estás enferma de cáncer. La etapa subsecuente es de mantenimiento y vigilancia; bienvenida de nuevo a la vida sana. Aunque, quizá se modifiquen algunas rutinas, lo importante es estar aquí y ahora.

Por lo pronto yo aprendí que tengo más fortaleza y coraje de lo que aparento, que el poder de la oración es inimaginable, que mis prioridades son mi familia y las personas, que mis padres dejaron buenos valores y herramientas en mí que me ayudaron a salir adelante, y que el cáncer me visitó alguna vez en mi vida para sacudirme y salir de la zona de confort en la que me encontraba.

Dios les bendiga, lectores. Que el Eterno les ilumine, que el amor les rodee, y que la luz pura interior guíe su camino.

SOBRE LA AUTORA

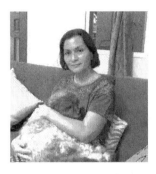

Elvira Aguilar Nació en Chetumal, Quintana Roo, en 1964. Actualmente es productora ejecutiva, guionista y conductora en el Sistema Quintanarroense de Comunicación Social, SQCS.

Estudió la maestría en Nuevas Tecnologías Aplicadas a la Educación, en la UNID Chetumal. Estudió la licenciatura en Ciencias de la Comunicación en la Universidad Autónoma de Nuevo León, UANL. Posteriormente, en la misma institución realizó un postgrado en Comunicación. Durante ocho años fue directora de Bibliotecas y Fomento a la lectura, en la Secretaría de Cultura de Quintana Roo y el Instituto para la Cultura y las Artes, ICA. En la Escuela de Escritores, de la Sociedad General de Escritores de México, SOGEM, estudió un diplomado en letras, con duración de dos años.

Ha participado en otros diplomados, cursos y diversos talleres. Durante diez años fue docente de los niveles medio y superior. Es una apasionada lectora y una escritora que cada vez escribe más y publica menos.

Entre su obra individual se encuentran:

Cierro los ojos y te miro (cuentos)
Diario de París (cuentos)
Rincón de Selva (novela)
Mirando al puerto de Payo Obispo (cuentos)

Donde nunca pasa nada (cuentos)
Mujeres de Sal (cuentos)
Antologías en las que obra suya aparece:
A golpe de Linterna, UANL, 2021.
Va de cuento: Narradores de Quintana Roo
Antología de Escritores del Sureste
Nuestros Autores para Salas de lectura
Con licencia para escribir
Cien años de historia y cuentos
Inventa la memoria, etc.
Además, he publicado en diversas revistas y periódicos
estatales y nacionales.

Correo: dondenunca25@hotmail.com
FB: Elvira Aguilar Angulo
Instagram: ojos_decocodrilo
Twitter: @ElviraA23559923

ANEXO

Asociación Mexicana de Lucha Contra el Cáncer, A.C.
CDMX
Teléfono Domicilio: 55740393
www.amlcc.org
http://www.amlcc.org/apoyo-a-pacientes/
https://www.facebook.com/CancerMexico/

Asociación contra el Cáncer de Mama Tócate
Teléfono Domicilio: 999 119 5280
Email Trabajo: tocateyucatan@gmail.com
Página web: http://www.tocate.org

Asociación Mexicana contra el Cáncer de Mama/Fundación Cima
CDMX
Teléfono Domicilio: 55749058- 55749073
Email Trabajo: elena@cimafundacion.org
Página web: www.cimafundacion.org

Asociación Mexicana de Sobrevivientes al Cáncer A.C (Oncoayuda)
CDMX
Teléfono Domicilio: 04455 48174988 (celular)
Página web: www.oncoayuda.org

Caras de Esperanza A.C. Mujeres Haciendo Frente al Cáncer
CDMX
Teléfono Domicilio: 55321113
Página web: www.carasdeesperanza.org.mx

Fundación Luis Pasteur
CDMX
www.fundacionpasteur.org
contacto@fundacionpasteur.org
Jaime Torres Bodet 187, Col. Santa María la Ribera, Del.
Cuauhtémoc C.P. 06400.
Tel: 55-41-14-84

Instituto Nacional de Cancerología
http://www.incan.salud.gob.mx/
http://www.incan.salud.gob.mx/interna/pacientes/ingresopacie
ntes.html
Av. San Fernando No. 22,
Col. Sección 16, C.P. 14080
Ciudad de México
Teléfono: (55) 5628-0400

UNEME-DEDICAM
Av. Álvaro Obregón entre Parcela 94, Km 6 y Carretera
Chetumal, Col. Santa Isabel Chetumal, Quintana Roo. (983)
105 83 62
Av. Paseo de Amapolas Mz.11, Lote, 1110-19 SM 248, Col.
Fracc. Villas del Mar 3ª Etapa, Cancún, Quintana Roo (998) 56
804 24

Made in the USA
Middletown, DE
07 April 2023

28132630R00099